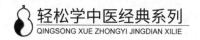
轻松学中医经典系列
QINGSONG XUE ZHONGYI JINGDIAN XILIE

 轻松学歌赋
QINGSONG XUE GEFU

百症赋

● BAI ZHENG FU ●

曾培杰 ◎ 著

朗照清度　蔡中凤
卢中正　李小梅　温璧华 ◎ 整理

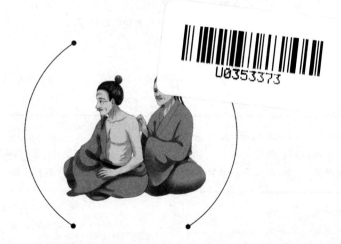

辽宁科学技术出版社
LIAONING SCIENCE AND TECHNOLOGY PUBLISHING HOUSE

拂石医典
FU SHI MEDBOOK

图书在版编目（ＣＩＰ）数据

百症赋 / 曾培杰著 . — 沈阳 : 辽宁科学技术出版社 , 2023.5
（轻松学歌赋）
ISBN 978-7-5591-2476-0

Ⅰ . ①百… Ⅱ . ①曾… Ⅲ . ①针灸疗法－方歌－普及读物 Ⅳ . ① R245-
49

中国版本图书馆 CIP 数据核字 (2022) 第 066051 号

出版发行：辽宁科学技术出版社
北京拂石医典图书有限公司
地址：北京海淀区车公庄西路华通大厦 B 座 15 层
联系电话：010-57262361/024-23284376
E-mail：fushimedbook@163.com
印 刷 者：河北环京美印刷有限公司
经 销 者：各地新华书店

幅面尺寸：170mm×240mm
字　　数：191 千字　　　　　　　　印　张：14.5
出版时间：2023 年 5 月第 1 版　　　印刷时间：2023 年 5 月第 1 次印刷

责任编辑：陈　颖　孙洪娇　　　　　责任校对：梁晓洁
封面设计：黄墨言　　　　　　　　　封面制作：黄墨言
版式设计：天地鹏博　　　　　　　　责任印制：丁　艾

如有质量问题，请速与印务部联系　　联系电话：010-57262361

定　　价：75.00 元

前言

关于穴位的学问，乃中华医药的重要组成部分，凭身上一点一处可以缓解疾苦，它是人类的宝库。自古以来，中华大地上的这种简、验、便、廉而又神秘的学问一直服务着代代炎黄子孙，并且逐渐走向世界。

推广穴位，学习其功效，运用其原理，最好的方式是通过朗朗上口的歌赋。歌诀高度总结了穴位学问的精华，一经背会，终生受益。

《百症赋》，乃针灸入门的重要一步，一旦背熟，临证见症施穴，得心应手。本赋共列举近百症（九十六症），包括头面五官症、咽喉颈项症、妇科病症、儿科病症、伤寒症等，选穴多为特效穴，随手见功，应针取效，一看即明，一学即懂，一用即灵。即便无任何中医基础，按照穴位功效，按摩、艾灸、推揉、敷贴，皆可生效，这是经过大量中医针灸爱好者验证过的，值得大家用心玩味，为人生健康长寿注入新的活力！

深圳有一房东，与客人吵架后发生耳闭，不闻声，习《百症赋》，用笔头顶按听会、翳风，居然三日即愈。所用歌诀："耳聋气闭，全凭听会翳风。"

广州有一机构员工，疫情休假期间目黄、口干苦，闲余玩味《百症赋》。一句"目黄兮，阳纲胆俞"，他居然用撞背，打通胆俞后，口中干苦消失，目黄复清。

广州有一小女孩，时常流鼻血，玩味《百症赋》："天府合谷，鼻中衄血宜追。"结果只是按揉合谷，降胃肠之气，而鼻血不再。

珠海有一男子，口渴且饮水不解，怀疑糖尿病，方四十岁，恐终生吃药，速找中医，细推《百症赋》："少商曲泽，血虚口渴同施。"人体血液少了，咽干口燥，宜戒熬夜，并在少商、曲泽敷贴风湿膏，随即咽中生津，口中有润，吞口水都更甜了。

疫情期间，有人喉咙痛且难忍，细细玩味《百症赋》："喉痛兮，液门鱼际去疗。"一推揉液门、鱼际，喉中肿痛感立即缓解，再服点醋水、蜜水，居然十愈七八。

有人疫后口不尝香味，鼻不闻菜香，颇为苦恼，细推《百症赋》："通天去鼻内无闻之苦。"用手指频频拍打通天，拍到发红发热，顿时鼻塞重开，嗅觉恢复。

诸如此类，不胜枚举……

今吾辈得其歌赋精华之万一，受祖辈先人大知余荫，一睹穴道光明，稍加串讲，以求中华穴位歌赋光芒长照我华，永耀世界人类，愿得此赋，合家平安，老少康乐，人人同登寿域，家家共获富康！

——农历壬寅年腊月十六

目录

目觉慌慌，急取养老天柱。

观其雀目肝气，睛明行间而细推。

审他项强伤寒，温溜期门而主之。

承浆泻牙疼而即移。

项强多恶风，束骨相连于天柱。

热病汗不出，大都更接于经渠。

目 录 🎗

开篇语

> 修身练己，而后才利他利众。
>
> 心如工画师，能造诸世间。

老师在龙山已经讲了《病因赋》，讲完以后，你们大多都已经有看病的能力了。现在要开始讲《百症赋》。

先究其病源，后攻其穴道。《病因赋》是究其病源，《百症赋》是攻其穴道。所以要先背《病因赋》，然后再背《百症赋》。

有一个阿姨过来找我，她说她乳房胀得不得了，怎么办？我问她是不是又跟老公吵架了。她说对。

那么乳房胀，要拍打哪里？有人说腋下，有效。有人说大包穴，有效。有人说乳中、乳根，有效。有人说膻中、气海，也有效。但是这些地方都是妇女、女子敏感之处，不能动。男女有别，医生也是，若无第三人在场，绝对不可以碰异性的躯干的。严格来说，手都不能碰。

怎么办？突然间我脑子就冒出一句："肩井乳痈而极效。"乳痈跟乳胀有什么区别？胀乃痈之渐，痈乃胀之极。胀呢，就是开车的时候在这个马路上开得很慢，前面有大货车，也有自行车，虽然很慢但还会动。痈是什么，是已经撞车了，停在那里，堵到十公里以外。堵死在那里的叫痈，气滞血凝了！

胀是行得很慢，吃了胀在肚子里头，其实是胃肠蠕动的太慢了。

两者都是气血行的瘀阻，但这个速度不一样，既然肩井穴治乳痈极效，老虎都能打，难道这个猫不能打吗？

肩井是胆经的穴位，我让她转过去，金刚掌拍她的肩井，啪啪啪，三分钟。她皱着眉头一直忍着，因为她来求医，信任我。左右两边各三分钟拍完，我说胀到哪里去了，她跳了一下，走来走去，感觉乳腺完全消失了。她原本觉得胸肋乳房里头有个核在那里顶住，三天都化不了，几分钟却让我搞定了。

因为我究到她病源了，她的乳胀是肝气郁结，那么我就敲打肩井。井，四通八达叫作井，这个地方就专门管四通八达的。井的两横是气血。两竖是阴阳，所以这是调阴阳气血的一个穴。井字就是这样解的，上面是气，下面是血，左边一撇是阴，右边一竖是阳。阳者刚也，阴者柔也，"井"就是调阴阳气血的。

所有的井穴，如中冲、关冲、少商、商阳这些井穴，还有带"井"字的穴，都可以调阴阳气血，一拍下去四通八达。

她跟我反馈以后，我才有了这个想法，晚上练拍打功的时候，我就开始拍肩井了。这是老师悟出来的，没有人教我，拍肩井，而且是要大力拍。因为我觉得，肩挑四方啊，肩井要大力。

以前，你用哪个地方使劲挑重都会拉伤筋骨，唯独肩膀，吃苦耐劳，挑百斤都不会伤筋骨的。你只要咬紧牙，吸饱满气，挑等身重的东西绝对不会受伤。为什么以前的妇女很少有乳房问题呢，因为那时没有自来水，她们就得去挑水，到村里的井，甚至在远处河边，到山里的溪、泉，一挑脚就摩擦，开涌泉，扁担摩擦肩，开肩井，吃下东西全部消化了。

以前给稻谷脱壳，成米，就用捣臼，扑通扑通地打，颤颤颤。我们挑肩井就像捣稻谷的石臼跟木桩，石是骨头，肩井处有很多骨头，包裹住脏腑、躯干，臼是扁担，横过来挑着桶，两边桶边颤颤颤，五脏六腑的糖脂啊就都被拍碎了。

想要拍碎脏腑的脏垢、痰饮瘀血，有两招，一招是多走，像按摩一样，它采用的是磨法。一招是挑扁担负重，它采用的是捣法。让身体的糖脂大分子变小分子，小分子变气血营养。

所以不是你身体病气多，是你炼化不够；不是稻谷难啃，是你杵稻谷杵得不够细。所以拿出负重精神，将营养炼化为齑粉，则身轻如燕。祭出"硬干"意志，将病气转化为体能，则身心舒泰。

你看，老师这个功法从哪里来，从临床中来。所以应该多借鉴临床一线人的经验，再从中体察领悟。

接下来看我怎样解《百症赋》。老师要做《百症赋》解，目的是什么？是促进中医普及与推广，让世界各角落都能听到中医的声音，看到中医的自信，中医的能干，中医的担当，中医也要为世界人民的健康担当尽力，这是中医的骄傲。

《百症赋》选自《针灸聚英》。《针灸聚英》这个名字霸气，像藏风聚水，是针灸界的一个风水宝穴。聚英，英是什么？英秀，草木最锐利的那个点叫英。动物里就是眼神，野生的东北虎，你不要看它眼睛，你一看它眼睛，就会倒退三步。太凶了。

中国人春天都要去踏青，为什么？看到远处飞鸟非常雄健的英姿，都想要张开手臂来拥抱这个世界；看到青青绿草冒出芽尖，就可以疏肝解郁。这就是英雄的原意，草木的精华叫英，动物的精华叫雄。人要成为英雄，就必须兼具草木的慈悲和动物的威猛，慈猛相间，叫法。

《百症赋》论述多种病症的针灸辨证论治，配方取穴方法，记住它是辨证的，代表中医的精髓。什么时候要用风的穴，什么时候要用水的穴，什么时候要用带沟渠的穴，什么时候要用带丘陵的穴。

老师遇到过一位老人，得了痔疮，每次排便后痔核脱出，都得用手塞进去，他问我要不要做手术割掉？我一想到"肩井乳痈而极效，商丘痔瘤而最良"，马上醍醐灌顶。

商丘在哪里？在脾经。痔是痔疮，瘤呢，就是长包块。你看商丘，丘是什么？就是丘陵。商是什么？商是金音，金是金属，比如手术刀，所以带商的穴位它都带有砍力。冒出来的是肿、包，叫丘，这商剑一过去，就削平肿块了。

商丘跟三阴交在一起。我们讲八总穴歌，口诀是"少腹三阴交"。人有九窍，头面七窍，还有肛周二窍。肛门跟阴道，它是两个窍，是两阴相交的。所以三阴交这个地方可以治会阴痛。

假如学骑自行车的小孩子哼的一下，会阴硌到车杠上面，会痛得跳起来。那就两招，一招是三阴交，第二招就是百会。百会跟会阴是对冲的，以北极调南极；而阴交对这个会阴，阴交就是会阴，交就是会嘛。这个解穴是可以颠倒过来的。

阴交下面的商丘它对什么？那就对治阴交周围的睾丸肿，绣球峰。像那些孩子吃煎炸烧烤，又久坐在湿地里头，湿热交蒸，阴囊肿大得要命，三阴交、商丘穴两针下去，阴囊就像气球放气一样瘪下来。商丘治痔瘤最良啊。

"肩井乳痛而极效"，它不是普通的效，是极效。乳房长包块，就取肩井。上半身长包，我从上面来治。而痔疮，还有阴茎肿或长包块，我从下面的穴位来治，这叫扫堂腿，从下部攻击疾病。

病在上，我取之上上，所以用肩井、百会解决胸部的问题；病在下呢，像痔疮、肛周等问题，我取之下下，用扫堂腿。中医要练武术，要对武术秘籍有一定的了解，最好能通透。

再说那病人，我给他拍商丘、三阴交以后，第五天他家里人拿了两包茶叶给我，说他肛周的那东西（痔核）缩回去了。

《百症赋》融会贯通了以后，再碰到一些问题，就要进入"玩"穴道的境界了。以前"玩"十二经络，加任督二脉的，现在要开始"玩"这些精华歌赋了。经络是很多的藤藤葛葛，如果藤藤葛葛打了结，不通而痛，就需要用《百症赋》来解。

《百症赋》是多种病症的针灸辨证论治和配方取穴方法，该赋按头面五官、颈项、躯干、四肢，从上到下顺序编写，共列举九十六种症的主治，近百种，所以叫《百症赋》。你只要一看到这病症，从这穴道下手，都可以有所收获。

其中头面五官有二十八症，咽喉颈项占了六症。五官跟头面的问题很多，来看病的，鼻炎啊，耳鸣啊，口角流水啊，痤疮啊，眼睛白内障啊，飞蚊症啊，头痛啊，舌头臃肿啊，上火啊，都是头面五官的。你看六邪，风、寒、暑、湿、燥、火，几乎样样都可以伤到头。头痛如裹，湿所伤；口苦口臭，火所伤，热所伤；怕冷，风所伤，寒所伤。所以六淫之邪都可以伤头，头部的反应是最敏感的，所以头部就占了九十六症里的二十八症。

咽喉颈项占了六症。"喉痛兮液门鱼际去疗"。为什么从液门、鱼际去治疗？液门是哪条经的？三焦经的，是三焦经第二个穴。鱼际是哪条经的？肺经的，是肺经的第二个穴。第二个穴是什么穴？荥穴。"荥主身热"。喉痛不就是身体热吗，火热，咽喉一团火，所以梅核气就从液门、鱼际去疗，轻而易举，在这两个穴下针，真的谈笑间就把病治好了，只是我在谈笑，你在苦笑。

所以吃了煎炸烧烤咽喉不适，不要紧，回去把液门穴打开，让三焦的水去冲击咽喉。

这个鱼际就是肺经里最热、最火的，刚好液门、鱼际是荥穴，对应的是脖子。"井主头肩，荥主脖咽"。脖咽里头呢，火结这些东西都在这里。

输主什么？只知道"输主体重节痛"，那是拾人牙慧。"输主胸肋"。输穴在哪里？在腕这里，它刚好平到这个胸肋，所以输穴大都能够宽胸解郁。拍腕、揉腕，不断地在梳理它，胸开郁解，它就是胸三药。所以碰到乳痈跟乳胀不一定就要拍肩井，揉"输"这地方，胸肋之郁也会解开。

经主什么，如只知道"经主寒热咳嗽"，又是拾古人牙慧。"经主肚腹诸疾"，经是非常通达的，它是大江大河，人体血脉经络就是小溪小流，肠胃就是湖海，所以有句话叫：肠胃为海，十二经为江。

这个荥穴通的是经络，细小络脉，所以荥穴可以治脑里细络脉的梗死。所以刺行间、然谷，治颅脑出血、损伤。我们说大脑损伤，取然谷；胸部跌打、损伤，取肩井。

经是日月经天，江河立地式，流量很大，大流量的就是肠管，所以经主肠胃炎。经渠同太渊，对治肠胃方面的堵塞，比如阑尾炎。

合主什么？"合主腰脚"。井在头，荥在脖子，输在胸，经在肚腹。合呢，合是什么？只要把双腿一盘起来，这少腹下半身的全部都它管。人体合的这个地方不动，它井穴能动吗？动不了。拳由心发，力由地起，腰在那里带动，头就会位移。所以肘跟膝在这里晃，手脚才会晃。此外，生殖、泌尿问题也可取合穴。

老师现在看病，已经由穴道的点上升到气了，看气场，看到五圈。井圈是一个气，它通颅顶。荥圈通咽、颈项，所以咽喉炎、颈项病你就拔大拇指，刺激大拇指周围的荥穴。这是老师静静悟出来的。

颅脑也在颈节里头，慢慢掐按，掐到最痛点，经常按，可以治疗偏头痛、正头痛、后头痛、前头痛、眉棱痛。梅核气，或者吃煎炸烧烤后咽喉上火、熬夜以后声音沙哑，就可以在荥穴周围掐，开咽喉，开喉咙。

输圈是一个气。生气了就使劲地搓手腕、脚腕，实在力量不够的话你就做准备活动，做到手腕、脚腕全部松解开来，这个叫开四腕。开四关偏于通颈部，开四腕偏于通胸部。

经在腕跟肘、踝跟膝之间。从这个地方肌肉开始变得粗壮了，像小腿，所以小腿一拍，肠胃就好。足三里下来的，委中、三阴交、丰隆，统统在这里，调肚腹，所以叫鱼腹穴，它就管肚腹。

妇科有七症，种类比较多。儿科只有一症，诸风伤寒有五症，其他的杂症有四十三症，治疗上述各症共计一百五十六个穴位，所以你不要小看《百症赋》，居然提及了穴位的大半。大都偏重于特定穴：五输穴、背俞穴、募穴、络穴、原穴、郄穴、八脉交会穴、八会穴。

这些特定穴是穴位里头的"官"，其他那些不属于特定穴的，就是穴位里头的"兵"。当然，兵认真对待也有宰公之气；官疏忽调理，也可能不如民众。

这里列举了众多配穴方法，可以举一反三，进一步去了解处方配穴的基本规律。本赋流传甚广，深受针灸临床工作者及爱好者的欢迎，是针灸歌赋中相当重要的一篇，可以说是歌赋里皇冠顶钻般的存在。

所以背《百症赋》，别以为苦，这些晦涩的言语之中充满了智慧。

解赋功德孰胜行，无边福慧皆回响。我希望这部歌赋解完以后，无论是入门的还是没入门的，都可以"登堂入室"。入门的更加精进，不入门的由浅入深，误解中医的得以正解。

"妇人经事改常，自有地机血海"，这句话也是从《百症赋》来的。

老师碰到一位针灸刮痧高手，治疗四个月月经不来的妇女，通过刮血海，当天下午月经就来了，通畅后非常舒服，四个月的失眠、烦躁全部好转。他很自信地跟我分享这个案例，我结合《百症赋》论"妇人经事改常，自有地机血海"，对他说刮血海的同时再配地机，恐怕起效更快。他听后很感慨，说一定要背《百症赋》。

看到没有，刮血海是他自己总结出来的，这个冲为血海，任主胞胎，血海通胞宫，所以可以通血。所以这个地方呢，刮痧可以通月经，排淤，补血，治贫血，治疗血虚经闭或者血实经不来的，还有治疗月经不规律，都是"不守信用"的，血海配期门，配交信，让它变得有"信用"。

配穴集锦

1.如果肩井扎太深了，会影响到肺，气会很胀，这时需要赶紧拍足三里，它可以让肩井气感非常强。足三里可以缓解肩臂痛，我一拍肩井，肩井得气感太强，立马拍足三里，就把它解掉了。

2.三阴交可以治会阴痛。

3. 百会和会阴是对冲的，相当于以北极调南极。

4. 三阴交下面的商丘可以治睾丸肿、绣球风。有些孩子吃煎炸烧烤，又久坐在湿地上，湿热交蒸，使阴囊肿大的要命，三阴交、商丘两针下去，阴囊就像气球放气一样瘪下来。

5. 梅核气可用液门、鱼际去疗，轻而易举。

6. 大脑损伤，取然谷。胸部损伤，取肩井。

7. 井在头，荥在脖子，输在胸，经在肚腹，合在腰脚。

8. 腰脚之病，生殖和泌尿道疾病取合穴必中。

9. 肘尖可以治疗屁股痛，也可以治疗会阴痛。

10. 血海刮痧可以通经，排浊，补血，治贫血，血虚经闭或血实经不来。月经不规律，可采用血海配期门、交信，让月经变得有规律，按时来。

头 风

百症腧穴，再三用心。

囟会连于玉枕，头风疗以金针。

《百症赋》，百症义有二：一是各类症状，千奇百怪，这里都有对治之穴，疗疾之方；二是对此赋信心满满，病症都能渐渐地缓解，乃至于痊愈。

"百症腧穴，再三用心。"在哪里用心？在济物上面用心，在救人上面用心。常怀济物之心，独狭盖世之气。

怎么叫用心？念兹在兹，念念不断，必有回响。虽然百症的腧穴非常繁杂，像网那么复杂，但是如果能抓住网眼慢慢地织，最后也可以完成。所以再三用心，细心地去做，就可以出疗效。学医既要拿出大丈夫龙行虎跃的威猛气势，也要拿出小女子做针线细活的细腻心思，要能粗能细，能大能小。你不能光去拼这个气势，拔得很高，立志想要成为许浚一样的名医，可是在细节上面却忽略了。两方面要兼顾，这才是真用心。否则能大不能小，就是一条虫而已，能大能小，才是一条龙。龙是变化于幽微，能大能小的。

"囟会连于玉枕，头风疗以金针。"囟会是哪条经的啊？督脉。玉枕呢？在后枕骨，属膀胱经。囟会呢？在前颅，抗从前面来的风。玉枕呢，在后面，防脑后风。为何叫玉枕穴？以前的王侯将相、达官贵人，用玉来做枕头，所以叫玉枕。有句老话叫作"坐卧不当风，走路要挺胸"，走路挺胸就是在正己，不要塌胸。

坐卧莫当风呢？有一个到湖北任之堂来看病的人，中午的时候贪凉，在这个抓药房风口睡觉，一觉醒来，头痛得厉害。头痛的时候，度秒如年怎么办呢？余浩老师一来，金刚掌拍百会、囟会穴，在后脑勺的玉枕穴一掐，龙爪手，拨两下。三分钟而已，头痛解除了。他说这是我有史以来头痛好得最快的一次。"囟会连于玉枕，头风疗以金针。"没有用针，就用手在后脑掐拨了两下，前面"啪啪啪"拍金刚掌，立马太阳穴、额头就出汗了，汗出风散。

它作用在哪里？在一条督脉、一条膀胱经。膀胱经主表，所以抵御表邪的第一道门户就是膀胱经，它就是我们的卫兵。督脉呢？就是我们身体的"总督"，所以如果说督脉是周瑜大元帅，那么膀胱经就是遍布在身体各"要塞"的兵马。拍正中的督脉，这样整个人就会处于戒备状态，再拍膀胱经，拍到发汗，就赶邪外出了。

囟会、玉枕两个穴，分列前颅、后脑，主治风邪从前后夹击进来的。比如开摩托车没有戴头盔，早上起得太早，晚上又熬夜或者伤精了，前额痛得太厉害，头风疗以金针。

君悦楼下有一个摩托车司机，有一次，把客人带到白塔下面去再回来，早上起得太早了，晚上又没睡好，头痛得眉头都皱起来了。他说需要紧急开一付药吧。我说不用，去药房的路上就用金刚掌拍囟会、玉枕，如果好了，你就不要拿这药单抓药了。那药单是四逆散加颈三药，治这个头风头痛效果超好。加了羌活，为什么呢？头上用羌活，还有什么，防风白芷随。你们背了《跌损妙方》后就知道了，你看四逆散一丢出来，颈三药一放上去，给你头颈松解，风主束紧。所以秘诀在哪里？颈通紧，但脉见弦紧之象，无论头病、肩病、腰病、腿病、膝病，膀胱经所过之处从顶至踵，皆用颈三药。不局限于颈部被风冻了紧缩，老年人筋缩变矮了也用颈三药，它可以让你放松，自然就拉长了。

老师用药的时候是用的这个意念。颈三药加四逆散治疗肚子发紧，效果也很好。

你看，这个《跌损妙方》中的"头上加羌活，防风白芷随"。头上加羌活，羌活，是后面上来的，所以它就相当于玉枕。玉枕骨痛，就用羌活。额角痛，就加防风。偏头痛加防风、柴胡，走少阳。羌活跟独活，走后脑勺。白芷走前额。所以前额眉棱骨痛的，把白芷打成粉一服下去，再按解溪穴，随之而解。因为解溪也是胃经下来的，可以将骨痛直接从前额里头疏泄走。

所以你看一个歌赋居然把后脑痛、前额痛、偏头痛都讲透了。白芷通囟会；羌活通玉枕。那防风呢，防风用于偏头痛，有哪些穴治偏头痛呢？那不就是太阳、悬颅吗？你整个头都胀痛的，不知道痛哪里，全部都用上，痛得很紧张地皱眉的加颈三药。颈椎的"颈"字通紧张的"紧"字，颈椎一紧张，疲劳了或者受风寒了，反正就是一紧缩，那时候就是病了，如果一直没放松，人就会出问题。

所以这个歌赋是非常有用的，你若掌握了，有利于治病。现代人生活节奏快，很容易过度紧张跟过度疲劳。需要判断是紧张加重还是疲劳加重？疲劳加重用玉屏风，补气。紧张加重，用颈三药，然后再配用疏肝解郁的药。哪个人没有小情绪？所以很多人都需要四逆散？四逆四逆，四面八方你都跟他对抗叫四逆。跟丈夫吵架，跟婆婆较劲，跟邻居不和，跟单位闹矛盾，也叫四逆。

哪类人四逆散用的最多？这个针尖对麦芒型的，那就用四逆。四面八方逆过来的我都给你散掉，这种解法是超出《伤寒论》的。出现四逆症手脚凉的，才用这个，出现或咳，或悸，或小便不利，或腹中痛，或泄利下重，这些都是一些或然症。或然症就是，他或许会出现这些。不过它就是枝叶，而非主干。主干是情志纠结，四肢上下左右四方都出现问题。

所以老师用四逆散配羌活，把它打成散服用，后脑勺痛好了；四逆散配白芷，治前额痛、囟门痛；四逆散配防风，治偏头痛，屡用屡效。用药再加上手法去按摩穴位，应手取效。两三毛钱的药散，一天只花两三毛钱，再加两下手法，可见中医在民间的生命力如此顽强。

配穴集锦

1.囟会、玉枕，主治风邪从前后夹击进来的头痛。

2.但脉见弦紧之相，无论头病、肩病、腰病、腿病、膝病，膀胱经所过之处从顶至踵，皆用颈三药。

3.颈三药加四逆散治疗肚子发紧效果很好。

4.玉枕骨痛，就用羌活。额角痛，就加防风。偏头痛加防风、柴胡，走少阳。羌活跟独活走后脑勺。白芷走前额，所以前额眉棱骨痛，把白芷打成粉一服下去，再按解溪穴，随之而解。

5.白芷通囟会，羌活通玉枕。防风用于偏头痛，相当于太阳、悬颅。

头痛、面肿虚浮、耳聋气闭

第3讲

悬颅颔厌之中，偏头痛止。

强间丰隆之际，头痛难禁。

原夫面肿虚浮，须仗水沟前顶。

耳聋气闭，全凭听会翳风。

"悬颅颔厌之中，偏头痛止。"悬颅、颔厌在哪里？在偏头。以偏头的部位治偏头的病，属于胆经，胆走侧面。所以记住，胆小怕事，头痛，拍打悬颅、颔厌，就壮胆，而且治疗偏头痛。不一定叫别人帮你按，可以自己拍，左右两边都拍。这样拍会不会拍坏脑袋？你不必用力拍，没事的。拍完以后脑部就静下来了，动者静之基，你不断拍打就是在动，晚上就会很放松，就能轻松入眠。

在老师看来，十个头痛里有九个是睡不好觉。一觉闲眠百病消。所以一拍少阳呢，胆火一降，心神这个轮呢，它就下去了。因为木不生火以扰心，当心意清静下来，觉就睡好了，颅脑就得到休息，疼痛就消失。

颔厌，含着食物在那里嚼，这个穴位就在这里动，它就不断地纳进氧气，所以这是一个聪明穴，提高脑部血氧含量。如果头昏昏沉沉的，就要下手刮按了，对缓解颅脑的病痛是非常有用的。

悬颅、颔厌对针，通治一切偏头痛。悬颅、颔厌相互穿透，悬颅透颔厌，颔厌透悬颅，这招叫龙凤呈祥针，对于紧张性头痛效果特好。

一般紧张性头痛在偏头，风寒性头痛在后脑，暴饮暴食、痰多的头痛在前额。偏头痛，少阳不畅；后头痛，太阳不散，太阳没有将风寒湿驱散；前额痛，阳明不降。所以要知道这些经络部位。后头痛：大椎、玉枕；前额痛：囟会、上星、前庭；偏头痛：悬颅、颔厌。这个指导意义非常强大。

老师举个例子，小店的一个阿姨，头痛到要用头来撞墙。我问哪里痛，她指耳朵上面。我问有梳子吗，她说有。有润肤霜吗？妇女一般都有，拿出来，涂到这个耳上角：悬颅、颔厌，然后拿梳子刮，像刨地一样，不断地往下刨，刨得她咬牙切齿。我说就这样，你自己学着刨。三天后我骑车经过，她叫我进去喝杯茶，原来是半个多月的偏头痛好了，这叫近处取穴，即哪里痛就在它周围取穴。

"强间丰隆之际，头痛难禁。"丰隆在哪里？在小腿前外侧。强间呢？在后脑上面。这叫什么配穴？上下配穴。上下配穴力量很强，治痰火上扰头痛；上下呼应，还有强大的升清降浊效果。强间一按下去升清，脑清醒。丰隆是治痰要穴，一按下去痰就往下走，还能降浊降脂。

针对高血压的头痛，这两个穴很管用。有一个木工，他过来喝茶说，最近血压又上到一百六，整个头部胀得像吹气球一样。我说你晚上肯定打呼噜，他说，对，双下巴，满面流油，呼噜声重。打呼噜的几乎都可以用丰隆，为什么？呼噜声就是轰隆隆，就是身体在起闷雷，丰隆就是雷神。"电神列缺，雷神丰隆"。这次用的是拍打，拍打当天他非常惊讶，没有呼噜声了。第二天去检查，血压下来了，"头痛如拔刺雪污"。什么叫拔刺？好像被刺扎了很痛，刺被拔出来了就没事了。什么叫雪污？这个地方有污垢，我拿雪到上面去擦，雪也可以将污垢擦干净，最后变得如白雪一般。所以《黄帝内经》形容临床效果好的，一个是桴鼓相应，第二个是拔刺雪污。

老师体会到这两个穴太刚强，高血压太强盛了，阳亢，冲上颠顶，头痛、打呼噜、眼珠子胀、脾气暴躁等，这两个穴既可以降痰，也可以降压，进而达到缓解头痛的效果。

当然头痛还有很多种，比如肝火头痛，就要选择太冲了；伤精头痛，要选太溪；有些是晚上伤精、漏精了，早上起来打喷嚏、头痛，这种情况按悬颅、颔厌、强间、丰隆效果不理想，要按太溪、关元，要艾灸膏肓，将漏的精补回来，不补回来，这种头痛是很难根治的。

"原夫面肿虚浮，须仗水沟前顶。"面肿虚浮，满月脸，激素吃多了。头重如裹是什么问题？湿邪为患。湿邪为患有两招。诸湿肿满，皆属于脾。面肿，面是阳明胃，肿是太阴脾。面肿虚浮，水湿为犯。水有发汗和利尿两条去路。从高处蒸腾，发汗，汗出乃解。像这个蒸馏一样，蒸上去水就飞走了，就不会在一个地方停；像洗头后用吹风机，一吹头部烘干了，水湿就走了，头发好轻快。所以第一条就是通过去汗法，让它蒸腾。小青龙汤，治饮停胸。青龙呢，麻黄就是青龙，青龙一游走，开鬼门，这些湿邪从空中走了。第二条，通过利尿法，让它疏利，像五苓散、疏凿饮子、八正散，有洁净腑之功。此时可用这两个穴位。

头面上的穴位能从下面分销水的是什么？是水沟（人中沟）、承浆这两个地方。人体的额头对心、肺，鼻子两颧对肝、胆、脾、胃，下面就是肾。人中沟、承浆、口，对肾、膀胱。面门以下，子处也。子处是什么？繁衍生息之处，生殖泌尿之所。所以常按人中可以让生殖功能强大。人中沟不单用于急救，还能让利尿功能增强，主治前列腺堵塞，败精死血，所以常掐人中沟，可以治疗久坐以后湿阻膀胱、前列腺、阴道。

前顶，前指前面，顶呢，指发汗。所以搓、按前顶，可以发汗解表。"其在上者，引而越之。其在下者，引而竭之"。《黄帝内经》有非常完美的诠释，前顶，发汗解表，治疗面肿；水沟利尿通淋，所以这是一个颠面的上下配穴。出了太阳，又把沟渠挖好了，这个路就不泥泞了。有人说，这句话学了用不上，你要找到一个面肿的人来，除非是到医院危重病房里。谁跟你讲，面肿虚浮就一定要等到"木已成舟"才来下手？谁说要等到这个田被淹了才来挖沟渠？晴干挖水道，莫待雨淋头。天晴修屋顶，免得屋漏偏逢连夜雨。中医预防医学就是天晴修屋顶，晴干挖水道，趁着天晴干爽的时候把水道挖开。

平时搓水沟、前顶，有什么好处？防止面肿虚浮，或者治疗面微虚、微浮。像眼睛如卧蚕，肿起来以后，大眼袋，黑眼圈，难道不是面肿虚浮吗？歌赋别学死了，别学窄了，要学宽广学活。赋往广处解，歌往深处发。歌中的要义要往深处去发微。赋的道理要向广处去题解。

小丽是一个美容师，她说碰到一个满脸都长斑的，在她那里做美容，做了三次斑就退掉七八成，之后带来几十号人过来美容。我说你做哪里？她跟我讲，就是百会穴下来，头的前顶，还有下面的承浆、水沟。我问，有什么依据呢？她说，《黄帝内经》讲，中间有病找上下，上下有病寻中央。整个面就是中间嘛，那找下面的水沟，上面的前顶，叫上下夹击。前顶像什么，像不像一个瀑布，从山顶前面冲泻而下。水沟就从地下水沟把水利导而走。高下相倾，那瀑布所过之处，会有东西堵塞吗？没有，非常顺畅。那些斑、痘、疹，还有肿、黑眼圈、皱，统统因为这个面有堵塞，降本流末而生万物。

如果懂穴道，洗脸的方法都会不一样，洗脸的时候，可以拿毛巾搓前顶，搓水沟。老人搓完以后可以防止中风，还可以提高生命力。

老师有一次碰到一个老人，没有鼻唇沟了，但他谈笑风生，还自信身体没有问题。我悄悄跟他儿子说，要小心老人的身体。中医望诊很厉害的，你看一个人，不仅要看他现在，还要看他过去。如果他天生就是这样没有鼻唇沟，那没得讲。我一望那个墙上的照片，善于查物体悟，十年前，鼻唇沟明显。怎么仅仅过了十年，到六十多岁而已，退休前鼻唇沟深刻，退休以后一松散下来，闲了，暴饮暴食了，肚子大了，唇沟就变浅了。结果一年后，他儿子到五经富镇来，他说，曾老师让你言中了，我老爸中风了，现在又能坐轮椅。我走那么多家户，其他人我都没讲，我就讲他，为什么？因为鼻唇沟变浅了。鼻唇沟乃急救之处。就比如龙江泥沙淤堵得很高，你可以不用通过桥，直接通过泥沙就走过龙江去了，那水灾随时会出现。只要一次暴雨就会发大水，二村住的地方全部进水，因为它不会从沟渠走，它就会泛滥，从这个城市上周围走。同样，唇沟变浅，这面就肿了。所以把鼻唇沟按深，众水就归沟，归沟就不泛滥，不泛滥哪有脑出血？

所以人家问，中风如何预防？保持鼻唇沟深刻。老师见微知著的能力还是有的。人中沟要深，它可以醒神、除瘀。你看有些人，一眼看去，嘿，怎么洗脸都不干净？那他肯定是久坐，沟扁，就需要按人中沟了。

人中沟通肾沟。太溪的妙用，我们前面讲过一次，碰到一个严重腰痛的病人，轮过几科诊室，都没有治好。一到我们这里，两个人一起给他治，同时面对这个病人说，你来针他人中，我来针他太溪。两针下去，病人一震惊，腰就正回去了，那腰痛也缓解了。学生现场看见，几个科轮转搞不定，就两个人同时针人中沟、太溪，同时牵拉，就把腰痛解除了。也可以配委中，是一样的效果。

太溪在内踝尖与脚筋的中间，是脚下的沟渠，有助于维持生命力。所以对于一切太溪脉，如果有的话，这个还是病，可以想办法治。

水沟、前顶是可以产生强大利湿作用的两个穴，但它们要一起配。这叫人中水沟诊断法，可以预知将来的，也可以防患水满沟渠，水湿泛溢。

这两个穴位对久坐人群太重要了。久坐后膀胱会坐扁，腰会坐塌，水湿会停留在腹部，所以这也是减肥的要穴。面肿不一定是心衰，心脏病面肿，脾虚以后长双下巴也属于面肿，富贵包也属于面肿，眼皮肿胀、黑眼圈也属于面肿，所以皆用水沟、前顶。

"耳聋气闭，全凭听会翳风。"耳聋，轰隆隆地响。你看聋，就是龙雷之火在耳，冲不出去。你看造字多厉害，龙在耳朵里头关住了，叫聋，它要出去出不了，是什么意思，气闭了，关住了。所以我们要懂得汉字，要解字，不解字学医就不够透彻。从字典入手，由字入医道，将整部字典背下来，这个医道的至理会向你招手。

十二正经加奇经，加任督二脉，就是经络字典，我希望你们反复学习，要含英咀华。老师读字典那可不是随便拿起来，我是揖深圆，拜恭敬，拿着这个字典像书一样，非常恭敬。

我们回过头来看"耳聋气闭，全凭听会翳风"。听会是哪条经的？足少阳胆经。翳风呢？手少阳三焦经。耳朵就是少阳所过，没有一条经络绕耳朵的次数有少阳胆跟三焦那么多的。老师发现，高中物理里有这个线圈，绕了很多圈以后，一切割磁场就可以发电。你去观察胆经是怎么绕来绕去的，那就是经络线圈。所以耳朵伶俐与否，就靠这胆经绕来绕去，所以你要偏头梳头。用梳子梳这个听会、翳风。余师讲，会用的梳子皆是疗病利器，不会用呢，金针亦是泥塑木雕，用不上的。

听会顾名思义，一听就会，能够入脑。翳风呢，能将邪风格挡在体外。所以这个风火上攻的，你看少阳，少阳胆火一定很旺，火一上攻，轰隆隆，那肯定是雷火重了。那翳风呢，把风挡住，不让它出去，那风就在里面胀了，像风箱里头的耗子，左右冲撞，不知道怎么办，就是那团气。这翳呢，眼翳，翳障，羽毛挡住了，把它一拨开来，风一通出去，通气，声音就听进来了。听会呢，往里面按，听进来。翳风呢，往外面拔。门往里面一推，东西就进来了。窗呢，窗往外面一开，气就出去了，所以推门开窗，这是一个对流法，一进一出，一阴一阳谓之道。这两个穴配合相当于通气散。通气散是什么？通耳三药：柴胡、香附、川芎。你看柴胡走哪条经？少阳经。香附呢？香附可以走厥阴肝经，肝胆相表里。川芎呢？头痛不离川芎，走头的，头就是木，厥阴风木，所以川芎是风药。你看三味药用得多妙。打成粉，可以治十年八年耳中嗡嗡有声，聋闭不清，出自王清任的《医林改错》。这三味药现在真是用的太广泛了。只要少阳风木在动，听不进话，人很烦，很焦躁，打成粉，吃两调羹下去，这个胸像清洗过一样，颅脑立马开窍，听声音都清楚很多，听老师的教言，听经闻法的分辨率都提高了。

你把有可能听会、翳风跟这个通气散当作是治疗耳聋气闭的，而老师则把它看作是提高听力、提高分辨率的。手机、电脑以分辨率高而广受消费者喜欢；人呢，喜欢耳聪目明，耳聪就是分辨率很高，目明呢，观察非常细致入微。

所以老师的耳朵非常厉害，我一年左右没有通过电话的人，那天一通，对方讲三个字，我就听出来了。观其音声，音声太重要了。所以这个听会、翳风是修音声明的。

我们知道"耳提面命"一词，就说如果一个孩子不听话，听不进教言，好的东西听不进，要耳提面命。"耳提"提什么，提这个听会、翳风。"面命"呢，面命这个神堂、印堂、上星，让你脑子里头有灵光一闪的感觉。这个听会、翳风，长按以后可以提高教学的效果。我们现在没有耳保健操，你学会这一条，就可以发展耳保健操。耳门、听宫、听会、翳风，用拳头在那里搓，做耳保健操。如果我被邀请到学校去讲学，讲前大家做五分钟耳保健操。这样老师讲的内容，会像通过漏斗一样灌到你耳朵去，先开耳部穴位，提神醒脑以后，再一讲学，记忆很深刻。因为我们用穴位作为先导，所以老师讲学都是出奇招、与众不同的。

以上是面跟耳朵的，颜面、眼睑浮肿，应选水沟、前顶，可以利水消肿，行湿降浊。水沟行湿，前顶这个穴位前倾，可以降浊。两耳失聪，或耳内闭塞、重听、幻听，听到各种杂音，应寻找听会、翳风。风木厥阴被翳障住了，听不进去，听而不会，像冷水煮牛头，煮不熟。就是说听不进去，用听会、翳风。

配穴集锦

1. 悬颅、颔厌对针，通治一切偏头痛。

2. 一般紧张性头痛在偏头，风寒性头痛在后脑，暴饮暴食、痰多的头痛在前额。偏头痛，少阳不畅；后头痛，太阳不散；前额痛，阳明不降。

3. 后头痛：大椎、玉枕；前额痛：囟会、上星、前庭；偏头痛：悬颅、颔厌。

4. 上下配穴力量很强，治痰火上扰头痛；上下呼应，还有强大的升清降浊效果。

5. 头痛还有很多种，比如肝火头痛要选太冲；伤精头痛要选太溪。

6. 脾虚以后，有双下巴也属于面肿，富贵包也属于面肿，眼皮肿胀、黑眼圈也属于面肿，所以皆用水沟、前顶。

7. 听会、翳风两个穴配合相当于通气散。通气散是什么？通耳三药：柴胡、香附、川芎。把这三味药打成粉，治十年八年耳中嗡嗡有声，聋闭不清。

面痒、耳鸣、目眩、目黄、攀睛、泪出

面上虫行有验，迎香可取。

耳中蝉躁有声，听会堪攻。

目眩兮支正飞扬，目黄兮阳纲胆俞。

攀睛攻少泽肝俞之所，泪出刺临泣头维之处。

"面上虫行有验，迎香可取。"脸上总觉得发痒，皮肤内好像有虫在那里爬来爬去，取迎香这个穴位，可以起凉血止痒之功。迎香在哪里？为何它可以凉血止痒？鼻旁五分是迎香。迎有欢迎之意，欢迎的时候肯定是笑脸如花，面上七窍都打通，打开。香呢，美好的味道，闻到后很开心。所以迎香这个穴位首先是解郁的。它在鼻旁，可以增大肺活量，诸气膹郁，皆属于肺。各种恼怒、嫉妒、不耐烦这些气郁皆属于肺。

《格言联璧》讲，不反省者，看不出一身病痛，不耐烦者，干不成一点琐事。如果不内省，你浑身很多过失都看不到。不内省，就选内关、内庭。不耐烦呢，选迎香、膻中。膻中是气海，让气够宽阔。所以你看到的是不耐烦，老师看到的是气量格局变小了，容不下了。

像这个鱼在小盆里，它非常不耐烦，上冲下窜的，就想跳出来。那放到江河里头，就安安静静。格局大了，人就平静；格局小了，人就暴躁、嫉妒、怨恨。所以你们要牢记这一条，不跟格局小的人搭在一起。不与人争利，不与人争名，不与无所畏人争气，不要跟你身边、同你医道进步无关的人在那里较劲。人要省能量，不是在超市买菜，从讨价还价里头省，而是从内心的较劲上面省。

迎香、膻中，可以主人体不耐烦。你看"面上虫行有验"这句话，有这个虫在那里游行，那这个歌赋要什么时候才能用得上？一个人过来，问，你的脸上是不是有虫在游？人回你一句你才"有虫在游"。这句歌赋，你觉得不知要等很久才能用得上，可是老师一解就不一样了。假如脸上觉得有虫子在游行，你肯定翻来覆去睡不着觉。你想象一下抓一把蚂蚁放在你的裤里，放在你的脸上，哎呀，立马坐立难安。所以这是不耐烦之相。"面上虫行有验"乃不耐烦之相，所以老师转一种口吻，"不耐烦者迎香可取"。

所以不要说学歌赋没用，怎么曾老师学就有用？如果学歌赋，到处拿歌赋去硬套，你套不着。你要仔细想想，只要有痒虫爬行，那肯定是不耐烦的，"诸痛痒疮，皆属于心"。各种痛、痒、疮，都是心烦之相。

老师见到鼻塞、鼻炎、打呼噜的人，几乎没有哪个脾气好的。鼻乃肺门，肺门都狭窄了，你说性子能宽阔到哪里去？不容易。

我们在堂口的时候碰到一个鼻塞三年的人，他早晨起来就一直鼻塞，塞到中午的时候略开一点。我跟他讲，早晨一起来就点这个迎香穴，点得整个鼻头发汗、发热再放手。学了这招以后，他从早到晚鼻子都没塞过。

医道真美好，非师不明了。所以穴道这么好的东西，如果不是老师引导，你是不能够深入其中的智慧跟喜乐的。我们点迎香穴点到什么程度？点到这个人的头在发抖，手在发抖，然后身体、额头、鼻子微微出汗。但"开筋骨莫狐疑"，不是点在皮肤跟肉上，而是点到骨头边，他就会深呼吸，鼻窍就通了。

迎香可以开肺、肠。肺主治节，所以对于关节痛、气不通的，迎香真的很好用，它相当于鼻三药。

患有痤疮，脸上非常麻痒，怎么办呢？痤疮也属于疮，《百症赋》中有哪个是主疮的？"五里臂臑，生疬疮而能治"。疬疮等各类的疮，它都能治。再加上面上的疮，带痒的，"面上虫行有验，迎香可取"。那不就是五里、臂臑，还有迎香嘛。这脸上痤疮，红红的，大大的，密集的，这几下点按下去，这些痒疮就退下来了。而且这些穴位是在阳明经上，阳明主头面，可以通肠，所以阳明一降，面上的浊气就降，阳明是人体最大的降机。

取迎香治血热发痒，迎香可以凉血止痒。那天阿庆过来，他说听了早晚课后，按负重修炼法修炼，他负重不是走平路，而是跑山。不是负十斤二十斤，起步就是三四十斤。原本鼻塞的，跑完山以后，鼻窍大开。他说，他感觉到两个鼻孔里有两条火龙在来回走，像打铁匠拉风箱一样，呼哧呼哧，吐出来的气是滚烫的。一天这样负重一个小时以后，整天精气神饱满了，连续一个月，在这个卫生院里头，看病的效果跟用药的反馈口碑，都比以前好很多，然后才决心要过这边来，利用医院进修的机会过来。

为何别人学《芍药先生》就没有这种感觉，他学就有？老师认为，学习应该是学知识，习武功。你只占一半的都不叫学习。来这里记诵，那只是学习之基础，还要习武功。把迎香打开，把肺门打开，人就有魄力。所以他一旦精气神饱满，容光焕发，治起病来思路清晰。那病人呢，找他看都觉得特别有信心。如果病恹恹，懒洋洋，病人见到你，信度下降，也会影响疗效。

所以医者自身的修养非常重要。《大医精诚》就是讲通过医者的自我修炼，自我批评，达到自利利他的效果。所以不要小看《大医精诚》，威力很大的。

弘医道的第一关就是肺门要打开。人活一口气，所以迎香穴太重要了。

"耳中蝉噪有声，听会堪攻。"这耳朵里嗡嗡嗡，像有知了叫，噪死了，那听会堪攻。古代有一招叫鸣天鼓。《老老恒言》上面送给老人最宝贵的礼物，就有专修鸣天鼓。

　　以前医治老年病叫作耳目痹医，就是治眼睛不行跟耳朵不行。治眼耳病，老师认为不要局限于眼和耳，而是想到治老年病。世上没有哪种医学对内在联系沟通的认识，能超得过中医的。中医看到眼睛就想到肝，看到肝就想到筋。久行伤筋，精气神不足的时候，你就别跑步了，别游泳了。精气神足的时候，反而走久没事。所以这里的久行，要怎么定义？精气神不足，五公里对你来说是久行；精气神足，日行百里都不是久行。就像多重的米算重呢？对大力士而言，二十五公斤那是小菜一碟；对于体弱多病的人来说，十五公斤已经超负荷了。

　　所以中医还是一个度的学问。筋对应的是肝，对应的是眼目，所以久视会伤肝。手机看多了，怎么会发无名火？久视伤肝，就上火了。同样，耳朵，耳通肾，肾主骨。耳目病医，就是肝肾医，老年医。肝主筋，肾主骨，所以提醒我们风湿病可以从眼睛跟耳朵下手。你要记住，老师用迎香跟听会可以治疗风湿筋骨痛的。

　　不要因为《百症赋》没讲你就不知道，中医理论跟《百症赋》一配，很厉害。为什么迎香一点按之后，你的吞吐量就大了？像这个炉灶的门，门户一打开来，一拉风箱吞吐量就大。《道德经》讲的橐龠，吞吐量一大，那个宝剑的锈和杂质就被熔掉了。

　　人体的风湿、骨刺，都是杂质。骨刺就是骨头生锈。这个膝关节退行性病变是膝筋里头长锈了，动脉硬化是脉管上面有垢积。这时通过增大肺活量，呼哧呼哧拉风箱，这个热浪进到身体里头，就把这些杂质带走了。

　　所以迎香在老师看来，它岂是只主虫行有验？筋骨痹痛它都主。这个耳中蝉躁有声，听会堪攻。听会呢，岂是只治疗耳朵嗡嗡响，骨头痛它也主。

　　"目眩兮支正飞扬。"支正、飞扬，你别以为它只治疗飞蚊症。飞扬就像尘沙一样飞起来。支正呢，就把它正过来了。关于眼睛里头怪现象，还有乱梦很多，飞扬跋扈，天旋地转，就支正配飞扬。支正，就是正其飞扬之相。飞蚊症，目中眩晕，就支区、飞扬了。

目眩，血热上攻的，支正可以稳定。飞扬呢，平定飞沙走石。所以气上攻脑，用支正、飞扬。支正、飞扬，相当于明目地黄丸，可以明目。两大穴分别在手和脚，上下取穴，可以引火下行。

"目黄兮阳纲胆俞。"眼睛发黄，为何选阳纲、胆俞？黄疸，第一个是因为脾胃湿热，第二个是因为胆火上攻。脾胃的湿加上胆的热，炼熬在一起，它就黄了。就像这个草，绿绿的，很漂亮，割下来把它丢到沟里，水一泡，太阳一晒就黄了。胆俞跟阳纲呢，在后背膀胱经，是胆浊往外输的两大要穴。阳火太足了，过火了，多用阳纲。这个眼目、耳朵、面鼻的一些穴位，同时可以治疗筋骨、皮肤、肌肉、血脉的毛病。老师以这个治耳朵的穴治骨头，用这个治眼睛的穴治筋。歌赋里说"目黄兮阳纲胆俞"。如果不是目黄，是尿黄呢，能不能用它？皮肤黄呢，黄褐斑能不能用它？膝盖骨老化，静脉曲张，能不能用它？膝为筋之府，胆呢，肝胆也是主筋，所以还可以配阳陵泉，照样可以用它。所以学穴位要学一种发散思维，在背得滚瓜烂熟的基础上，"随心所欲"地发散。

黄疸初起的时候，可以看到目黄症。阳纲、胆俞，疏通胆道，清热、利湿、祛黄。这两个穴对口臭效果也好，就是降胆胃的，相当于温胆汤。温胆汤对治的范畴就广了。

"攀睛攻少泽肝俞之所。"攀睛是指这些腐肉、胬肉攀到眼睛上面来了，浊阴攻到睛上面来。眼睛归肝管，所以肝俞是少不了的。肝俞能够养肝，可以明目。少泽属小肠经，可以让小肠畅顺，有助于肝毒从肠中外排，脏邪还腑。取一个脏的，取一个腑的，肝俞内应肝脏，少泽内应小肠。肠中浊阴不降，七窍就会昏沉。所以少泽、肝俞，总体起到清肝通肠之效。

我们通过看这个爬山虎来理解攀睛。人体的眼睛叫灵魂之窗。你看这个爬山虎这种植物，只要有一点点泥土缝跟水，立马往上爬，有些整座楼都是它的天下，最后把窗户覆盖，这时打开窗就看不到外面了。决定爬山虎猛长的，肯定是要有相关的土壤，即使一丁点都好，它的生命力太顽强了。这时我们只需要将那些爬山虎扎根的泥土控走，它要再长就要好多年。

西方医学就用手术把白内障拿走，中医看到眼内的这些障碍是脾经的水湿，肠胃来的，大腹里头蒸上来的。脾经的水湿，正常的是在肚子周围，湿袭下，如果不是你生气，它怎么会到眼睛里？光有湿气，绝对不会得攀睛。你生气，他就到眼睛去了。如果恼怒，就到鼻子。如果思虑过度就到嘴巴。这个湿随气升降，所以白内障一般是那种湿气很重，暴饮暴食，再加脾气很大的，就伤到眼睛了。

攀睛，类似爬山虎这些杂物，竟然攀到我眼睛上来了，想要占领眼睛，那么我就砍它脚。无湿，不生这些虫、菌，不生这些植物。再说少泽，泽是什么？河泽，河泽就是水，少泽就是泽泻。泽泻可以将小肠的水通过膀胱偏渗出体外，将水湿从下面利走。带"泽"的，带"沟"的，带"溪"的，都能利水。一旦利掉水了，它就不长了。植物没有湿，它就很难再往上长，它起码属于停滞了。那白内障呢，攀睛不会继续生长，可是它已成的攀睛还在那里，也是隐患。这时我要请出谁来？请出"手术刀"！中医的手术刀就是穴位。带刀的一定是肝。五脏六腑，肝为将军之官，将军才是带刀的。肺是相傅，治国的，主治节。

肝俞一出来，这些郁闷之气就会被往下赶。这些爬山虎就被我收割了，这时就就窗明几净好读书。所以少泽是摄病根于下，令其不生。肝俞呢，是斩病标于上，使其不见。已成之病象，就说攀睛上眼取肝俞。未成之象，将成的，就取少泽。没湿气，你生气顶多是眼睛痛，而不会白内障。经常走路打赤脚的，把湿气往下一导，他虽然偶尔生两次气，只是眼睛胀而已，花一下，不会白内障。或者你不生气，而只是暴饮暴食，吃得很快，吃很多，吃撑了，顶多是肚子痛，不会伤眼睛。

虽然你学会了怎么治疗，但依然要学预防医学。"攀睛攻少泽肝俞之所"。少泽、肝俞，主攀睛。记住是攻它，可不要轻轻地揉，跟它"嬉皮笑脸"。这个必须是攻的，拍下去啪啪啪，那你的少泽就通了。拍到这手起水疱，眼珠子的湿就出来了。再撞背，撞得咚咚咚，后背一撞，那个肝怒就下来了。

"泪出刺临泣头维之处。"泪出指泪出来了。泪出不就临泣嘛，临风而泣，这个穴位太好记了，它属胆经，风火攻木。头维，围成圈，维护土壤，维护住水不外溢，它在头的边缘。这个水要到处流，我用土把它围成一个圈。像大强，是做建筑的，他把水泥跟沙子一起拌，然后，把这个土倒下去，水突然间漏出来，他就赶紧铲一铲土围上去，这水就不漏了。所以头维就起到什么作用？水泥沙将水固住的作用，它是可以培土治水的这个穴位。对于眼睛呢，头维可以在眼眶周围，将眼轮肌巩固功能提高。

老师在中医药大学的时候，听了邓铁涛老教授三堂课，当时邓老九十岁上下高龄，居然还上课，但是他一般只给新生上一堂课，讲这个医学的来龙去脉，讲医学历史，所以我们对里面的细节非常了解。邓老的绝活就是"强肌健力饮"，治重症肌无力的。你不要以为得了重症肌无力，只需要治脾，邓老不是光治脾，五脏都治，他的五脏相关理论，配合脾主肌肉的思想、土旺四季的治疗理论。

病人四处寻医，还是治不好，眼皮耷拉下来，不断地流泪水，嘴又斜了，站都站不直，一扶起来像软泥巴一样又耷拉下去。呼吸呢，时不时就要用呼吸机去辅助一下，不然的话就肺衰竭了。邓老说，重症肌无力不单是肌肉问题，它是五脏问题。肺衰竭，呼吸就接续不上，迎香可取。肝衰竭呢，眼睛就会斜，肝精固不住，眼就斜了。脾衰竭呢，眼皮就耷拉下来，像垂帘一样，病人说把眼皮瞪上去好像有千斤重，瞪不上去。心衰竭时，病人说身体不听使唤，好像被绳索绑住一样，动不了。肾衰竭，肾主纳气，病人说这个气吸不下来，气就到肺这里，胸在动了，脊肩动不了。

所以邓老想到，这个肾衰竭呢，太溪跟关元，有助于纳气归田。肝衰竭呢，肝俞跟太冲，有助于肝复苏。脾衰竭呢，眼皮耷拉下来的，那就建里、中脘，让脾胃里边的肉重新长回去，所以上、中、下三脘加建里，所以后期为什么要揉腹，揉胃，可以生肌长肉啊。肺衰竭，取迎香、肺俞。心衰竭呢，"神道还需心俞宁"。前面一句呢?"风痫常发"。不仅会顺着走,还要会逆着走。这个人都已经抽了,失控了,不能动了,可以用神道、心俞,重症肌无力也可以用它。舌头都不能转动了,舌不灵了,我们有很多治舌头的,像廉泉这些穴,非常好用。舌下肿疼堪取廉泉、中冲。

今天已经教你们最危险的危症后期怎么治,就是五脏治。这些穴位用上去,然后再开方。眼睛控制不住流泪,斜了,补肝,补肝就用枸杞子、首乌。眼皮耷拉下来,那就补脾,白术、甘草。呼吸没力,补肺,黄芪、升麻,把气升起来。心脏没力,这手要举起来都很困难,党参、五味子,强心。纳气归不了田,就用沉香、杜仲,使纳气归田,中间再配一点陈皮跟当归,行气养血。这就是邓老常用的五脏辨证思维,脾肾并补,五脏全调。

讲到攀睛、泪出,老师进而引发出这个治病的病因病机论、用药论、分析论、逻辑论、推理论,这样你们学医会越来越有味道,进步会越来越大。

配穴集锦

1. 面上虫行有验乃不耐烦之相,迎香可取。

2. 脸上痤疮,非常麻痒,取五里、臂臑、迎香。

3. 对于关节痛、气不通的,迎香真的很好用,相当于鼻三药。

4. 阳纲、胆俞对口臭效果相当好,可降胆胃,相当于温胆汤。

5. 支正、飞扬相当于明目地黄丸,可以明目。

目中漠漠、目觉慌慌、雀目肝气、项强伤寒

第5讲

> 目中漠漠，急寻攒竹三间。
>
> 目觉慌慌，急取养老天柱。
>
> 观其雀目肝气，睛明行间而细推。
>
> 审他项强伤寒，温溜期门而主之。

"目中漠漠，急寻攒竹三间。"漠漠，指视物不清，好像沙尘中看东西，沙漠里头风沙遮日，那风沙一起来把这个太阳遮住了。黄沙扑面过来，人体哪条经专门排泄身体攻于眼睛的浊阴呢？第一，膀胱经；第二，小肠经；第三，大肠经。胱肠排泄顺畅，双目这些乌暗就会下去。

所以必须找两个穴位，最好能够进眼睛的。攒竹，膀胱经，它可以降眼中的水湿。三间，大肠经，大肠经的输穴，输穴主体重节痛，眼中有水湿，物絮蒙蔽，它就可以清下来。

攒竹在眉毛那里，眉毛像一个雨刮器。眼保健操有一个刮眼眶的，就是刮攒竹。三间呢，大肠的输穴。输是输送能量力量，有助于攒竹这个雨刮器板来回地刮，让眼睛这个玻璃体变得清澈。风沙带雨扑过来，就把挡雨板一

29

开，来回左右刮，保持视野清晰。所以攒竹、三间可以消除眼翳，恢复视觉。这种眼翳一般是外面风热，风沙扑面的。

还有另外一种眼翳。"目觉慌慌，急取养老天柱。"慌慌指眼睛自身昏暗看不清，像年老之人。年轻人说，有只鸟在那里站着。老人家瞪大眼说，鸟在哪里，怎么看不见？这种看不见，是因为供血不够。凡人体供血，起于肠胃。舒达在颈椎、颈项。肠胃里头气血足，它就有源。颈椎通畅，就有管道流。

中医认为"九窍不利，肠胃所生"。肠胃里来的，脾虚则九窍不利。所以老年人衰老性的眼疾，一般要走补小肠，强督脉、颈椎这条线路。青年人突发性的这些眼疾，一般要走疏风热、清胱肠这条路子。

养老，属小肠经，专门养好脾胃，保养老化，就是老化可养，谓之养老。眼睛老化了，人老珠黄这种黄呢，不是毛巾就擦得干净的。有一种玻璃，像有风沙过去，你用毛巾一擦就干净了，即攒竹、三间。还有一种玻璃它本身已经老化了、变色了，怎么擦都擦不干净，因为这里面的机能出现了问题，养老能养其真，让肠腑消化更好。老年人一般消化都不好的。所以养老是消化要穴，非常有助于大、小肠蠕动，分化营养。

天柱，顺其性。有一种小孩子的病，叫"倒天柱"，颈耷拉下去，抬不起来，侧弯了。我们重用丹参、葛根，各50～80克，吃了这个头就会抬起来。

老师治一个呆傻儿，没办法把他的傻治过来，但是他吃药前这个头整天耷拉下去，下巴要碰到胸口了，吃药后，颈就抬起来了。用什么药？补中益气汤加丹参、葛根各50克。丹参强通心脑，葛根拉伸督脉。

你如果今年回去发现爷爷是耷拉着背的，第二年再回去，他的下巴都要碰到胸口了，你就可以教他取穴养老、天柱，这地方可以贴风湿膏，可以点按。

你知道点按的要诀是什么吗？有人跟我说："曾老师，你讲这些穴位讲得都很好，可是我们用的不好。我这个眼睛花呢，你说这个养老、天柱管用，怎么我按了还是干涩，还是花？"今天我跟你们讲为什么养老点下去，眼泪立马出来。

目中漠漠、目觉慌慌、雀目肝气、项强伤寒

按摩三要诀是哪三要诀？第一个：下手要温和；第二个：要渗透；第三个：要持久。不温和就没办法坚持，暴雨是下不久的；不渗透，力量停留在肤浅之处，不能祛深处疾患；不持久，治病不能断根。所以这是三要诀：温和、渗透、持久。

医道是什么呢？它是一个用耐心、诚心、专心去做的道，三心齐备。所以老师跟你们讲，学按摩不一定在推拿房，不一定对着人。在老师看来，抄经也在学按摩。因为是用按摩三要诀去抄，抄时温和不动气、不着急，温和才能持久。

看到这个"目中漠漠、目觉慌慌"，漠漠、慌慌有什么区别？你们一般讲不出。漠漠就是外界已经把眼蒙蔽了，慌慌就是自己的眼力不行。攒竹、三间是祛除外邪，养老、天柱是扶气助正。

气血发源于下焦，养老运送于中焦，天柱。往上走，开宣于上窍，还可以按睛明、太阳。所以你想要目光炯炯有神，就选养老、天柱，想要视物清晰，就选攒竹、三间。眼珠带黄染的、黄浊的，用蒲公英；眼珠没有力量的，用枸杞子。可病人大多是虚实夹杂，故而我们把枸杞子、蒲公英、菊花一起用，是眼三药。

蒲公英、白蒺藜、木贼草，这三味药，主目中漠漠，就相当于攒竹、三间，祛风热眼疾。所以你这两天用电焊或者看手机时间太长，觉得眼睛痒，畏光羞明，那用白蒺藜、蒲公英、木贼草各30克，一剂就好过来。如果你这段时间考试，或者这几年都是加班加点，觉得视力在退化，挡都挡不住，那就用枸杞子、黄芪，补肝肾以明目。这个精气并补，枸杞子补精，黄芪补气，可以明目，这就相当于养老、天柱。养老呢，就相当于枸杞子；天柱呢，就相当于黄芪，把气撑上来。

攒竹、三间，能治虚邪贼风；养老、天柱，可令精神内守。

"观其雀目肝气，睛明行间而细推。"什么叫雀目肝气？鸟雀家禽呢，一到傍晚它就不敢出门，赶紧要找树枝和窝来藏身，因为它看不远。看不远一不小心就会撞到树。所以一到黄昏它要归巢了，百鸟归巢在黄昏。

雀目就是夜晚视物不清，即夜盲症，主要是肝血虚造成的，这时要用睛明养眼睛，以助明目。行间，肝经的荥穴，荥穴的特点是什么？清肝热，荥主身热。所以眼睛里头发热发烫的，取行间。

用眼过度，学习用力太猛了，过度集中精力，眼睛就发热。力集中在手上，手就会发热。注意力集中在眼上，眼也会发热。过度集中就会疲劳，甚至出血。

我们抄写完书后，按按行间，眼睛就会恢复清凉。"雀目肝气，睛明行间而细推。"你要细细地、慢慢地去推，这对眼睛非常有好处。

所以眼保健操不单要做在眼睛周边，还要做在脚上，上病下取，尤其是我们的足底反射疗法。我们有足底反射疗法，那有没有足面反射疗法？你看足面行间那里，它是沟，沟就能排浊。假如是一个头，那行间周围就是两个眼睛，行间刚好是两个内眼窝。这是足面对应疗法。所以按太冲、行间这个窝这里呢，对眼睛非常有好处。

有个人左眼胀得像要爆裂一样，血压 160mmHg。怎么办？我说要快的话就吃大黄，泄下去，眼内压就下去了。他说不想拉肚子，我说那也简单，用这个大拇指点按太冲、行间，来回点按，不到三分钟，他说眼睛胀裂感就消下去了。

赤脚走路，还有踢金刚腿，有助于缓解你一天的疲劳，对风火攻木，肝胆怒张，这是非常好的一招。

喝酒动肝气，还伤脾气，发脾气再加喝酒，准伤眼睛。光发脾气不一定伤到眼睛，一加喝酒，两股气同时往眼目灌，眼睛立马充满红血丝。我们就在他行间上面，用脚推，特别是那病人站着，用这个脚把身体的重量一压下去，一压一放，他眼睛立马湿润，然后眼睛的压力就减轻了。这一招对老年人的保健非常有好处。

"审他项强伤寒，温溜期门而主之。"项强，指颈项僵硬。为什么会僵硬？受寒受凉了就会僵硬，物受冻则僵，叫冻僵了。得温则软，叫温柔，温就柔了。

所以高血压多是心念刚强不会柔和的。而且高血压跟受凉、吃寒饮也有关系，脉管变僵了，伸张收缩的能力会变低。就像新买的水管富有弹性，水压虽大它却没事，放在外面日晒雨淋，它就老化变硬了，没有伸缩弹性了，水压大一点就爆水管了。用温溜，温通气血使之流动。期门，肝经募穴，为何这时要选肝？《黄帝内经》讲"肝气通于颈项"。

颈项，肝所主。我们用葛根、丹参、川芎，全部是疏肝的，有行肝气血的作用。它通于颈项叫颈三药。肝主升，所以升到脑上去，补中益气汤为何要加点升麻、柴胡？为使气血能升达脑颈，脑部跟颈部。如果说黄芪、党参、当归像井里的水，那升麻、柴胡就是拉井的那条线，把水拉上大脑去灌溉。所以这个项强，颈项僵硬，转动不灵，温溜一温，气血就流动了。温溜跟期门两个穴，温溜适合点按，期门适合拍打。外感寒邪侵袭肌表引起头项僵痛而恶寒，可以找温溜、期门二穴。

难道这两个穴只主感冒吗？温溜温通气血，期门肝经募穴，降泻肝浊。手跟胸腹相配，可以治疗寒凝血瘀证，比如寒凝血瘀的头痛、鼻塞。所以我们解穴要解到病机上去，这个穴的用处就广了。

项强伤寒，僵硬了肯定有瘀血，伤寒肯定有寒，寒凝血瘀。如果一个寒凝血瘀的人来找你，他不是感冒，也不是鼻塞，就是手发凉，又没有力。我们就针温溜、期门。为什么？肝主握力，期门是肝的募穴，募穴乃大力穴，让手握东西有力。温溜，相当于桂枝汤，温通上肢。所以见到手凉的、手不能提、肩不能挑的等等可对治。手不能提的，温溜、期门加腕骨；肩不能挑的，温溜、期门加肩井；腿不能跑的，温溜、期门加太冲。

老师治疗过一位阿姨，她是孩子开车拉过来的，下车的时候，被半抱半扶着走。我一看，她腿脚迈不开，肯定有寒气；她站不起来，肯定是热能不够，热气不足。人如果受凉以后，腰酸痛站都站不起，用热水袋一敷补充热能，等一下就站起来了。所以当时开补中益气汤，补能量，相当于肝俞、足三里、期门；桂枝汤，通经络，相当于温溜。

　　我跟她儿子说回去要配合按摩拍打，这样病才好得快。拍她的手，温溜处；拍她的颈，天柱上下；再拍她的胸背和腰，宽胸解郁。一周以后老人家不用她儿子扶，能自己走来换方子。

　　老年人的病，多是寒凝血瘀。血瘀了用补中益气汤可以推动气，气行则血畅。寒凝了，桂枝汤可以散寒。所以看到老年人手甩不开，用桂枝汤。脚迈不开，用补中益气汤。手脚都动不开，让人扶着颤颤巍巍过来的，那就补中益气汤加桂枝汤，或者加颈三药。

　　这头都举不起的，补中益气加颈三药，三剂下去头就举起来了。可见补中气治疗可以治肌无力。

　　老师要你们背《跌损妙方》，这个妙诀：头上用羌活，防风白芷随。背上用乌药，灵仙妙可施。有些老年人塌着背过来的，那么我们就用补中益气汤加背三药：威灵仙、乌药、姜黄，可以正背。塌腰的呢，补中益气汤加杜仲、枸杞。这三药要用灵活，急性的跌打可以用它，慢性的劳损也离不开它。病在气分的就补中益气汤，病在血分就桃红四物汤或四物汤。

　　想不到项强伤寒居然可以引出偏瘫寒凝血瘀的治病方法。就像王伟讲："曾老师，你讲穴位我们听了很有启发，不但讲穴位独特的效用，还扩展了。像足三里，谁都知道它可以治肚腹疾，这是它独特的作用，但你还讲它是合穴，可以清六腑，讲它能温胃通肠，所以胃寒可以灸它，肠道有积可以刺它。讲它可以补中益力气，劳累了可以用。讲它可以升阳除湿，腿重滞了可以用。讲它可以补气，活血，因为腿一动血就活，所以局部有刺痛可以用。"

　　关于颈刺痛，足三里配大椎。手刺痛，足三里配支正、支沟，四肢的问题都可以用。屁股刺痛，足三里配环跳。膝盖刺痛，足三里配阳陵泉。背部刺痛，那就用乌药，足三里配陶道、膏肓，如果这刺痛是一时的，那就陶道，刺痛是很久的，那就膏肓。

　　"审他项强伤寒，温溜期门而主之。"你不要说，曾老师，这个伤寒感冒的，大多是去医院了，或者买冲剂吃了，轮不到你治，所以温溜、期门我用不上。"歌要往深处挖，赋要往大处发"。你看老师怎么往深处挖？

温溜是大肠经的郄穴。阳经郄穴主痛症，选温溜是有道理的。温而溜之，就是通畅的意思。寒气、血气遇寒则凝，得温则行。凡身体凉的，伤寒，颈椎僵僵的，那就温溜再配期门。你也可以加后溪，那就加强了后溪通颈椎的力量，因为阳明经乃多气多血之经。

温溜穴是温泉穴，温通气血有助于生养生育的，所以宫寒宫冷不孕，取温溜。它既然主痛症，我们看温溜表什么法？表补阳法。期门呢？肝经的募穴，它是门，门能开合内外，表通法。温溜配期门就是温通两个字，开一扇门让郁气走掉。所以张仲景治疗郁闷，药物有时候攻不到，就开期门，开门把肝郁放走。

两个穴配起来就是温阳通脉大法，专门对治阳虚寒凝。病人说头痛，"你是怎么头痛？""天凉了受凉受冻了头痛""好，温溜、期门"，完毕。病人说，"这个肩膀痛""你肩膀痛，是不是这肩膀老露在被子外面冻着了？""对、对、对，现在肩膀抬都抬不起来"，受冻加重，肯定寒凝。老是痛在一个地方，血瘀。寒凝血瘀，温溜、期门，期门打开瘀血下排的通道，即肝经的募穴，就把瘀血赶到大肠、小肠、肛门，排到下面去。期门能够使肝气通于大肠的能力加强，所以按完以后肝毒就可以排到大肠，大肠再送到肛门。

肩周炎我们可以不用肩上的穴，温溜、期门两个穴就把这个肩变暖了，搞松了，能够活动利索了。这后背痛，老是凉飕飕的。凉嘛，温溜能够祛寒。痛嘛，不通，期门善通。温溜、期门主后背痛，寒凝血瘀的就管用。病人说腰痛，老寒腿，坐下去要起来好辛苦。艾条去灸温溜，腰就暖了，期门拍打，腿就热了，不痛了。

这个温溜、期门是温通之法。每个穴对或者单取穴都有法的。迎香是通宣理肺法。肺主皮毛，头面的，它又在阳明经上，所以头面上的皮毛它能够主。用这种解法，歌赋就广用了，用穴就非常灵活。

道、理、法、方、药、穴，六字一气贯通，老师讲道的时候，方、药、穴都跟着的，讲方、讲药、讲穴的时候，道、理、法都没有离开过。这六个字，你修个三年五载下来，上讲台就有讲不完的干货。要牢牢紧扣道、理、法、方、药、穴。为何要学穴道？你一时找不到药的时候，用拍、打、点、按都可以起效。

老师把歌赋放在百篇古文诵读里头，放了大量的穴道的、经络的歌赋，目的是你们就是赤手空拳也可以疗愈疾患，可以保健养生。这个穴道，"上可以疗君亲之疾，下可以救贫贱之厄，中可以保身长全，以养其年"。

有个乞丐瘫痪了，其他人都拿东西给乞丐，一个郎中路过，大家让他也拿点。郎中说："我拿给他，他吃完就没了。"于是过去教他按委中、环跳、后溪，"后溪环跳，腿痛刺而即轻"。拿木棒去戳，他的脚本来是麻木的，一戳就会抽回了。他痛得咬牙切齿，痛完以后呢，身体就能挪动了。于是乞丐天天这样戳，大概两个月，就能站起来走了。这就是"下以救贫贱之厄"。

"中可以保身长全"呢？京城的名医，汪逢春的医馆，连个像样大一点的牌匾都没有，却是名医。他老年的时候腿脚不利，出诊不方便。他说，年轻的时候没有保养，到老了的时候，关节的这些要穴，足三里、委中这些地方，要像安螺丝一样去拧它，这些要穴就是螺丝点。这些要穴你像拧螺丝那样上紧它，就能走得快。

"上以疗君亲之疾"那更不用说了，你学了过后随时可以用。

配穴集锦

1. 三间，是大肠的输穴，输是输送能量力量，有助于攒竹这个雨刮器板来回地刮，让眼睛这个玻璃体变得清澈。

2. 攒竹、三间可以消除眼翳，恢复视觉。这种眼翳一般是外面风热，风沙扑面的。

3. 有一种小孩子的病，叫"倒天柱"，这个颈奄拉下去，抬不起来，侧弯了。我们重用丹参、葛根，各50～80克，吃了这个脑袋就会抬起来。

4.眼珠带黄染的、黄浊的，用蒲公英；眼珠没有力量，用枸杞子。可病人大多是虚实夹杂，故而我们把枸杞子、蒲公英、菊花一起用，是眼三药。

5.蒲公英、白蒺藜、木贼草，这三味药，主目中漠漠，就相当于攒竹、三间，祛风热眼疾。你这两天用电焊或者看手机太厉害，觉得眼睛痒，畏光羞明，那用白蒺藜、蒲公英、木贼草各30克，一剂就好过来。如果你这段时间考试，或者这几年都是加班加点，觉得视力在退化，挡都挡不住，那就用枸杞子、黄芪，补肝肾以明目，精气并补，枸杞子补精，黄芪补气，可以明目。这就相当于养老、天柱。

6.攒竹、三间，能治虚邪贼风；养老、天柱，可令精神内守。

7.荥主身热。所以眼睛里发热发烫的，用行间。

8.按太冲、行间这个穴窝，会对眼睛非常有好处。

9.温溜，温通气血使之流动。期门，肝经募穴，为何这时要选肝？《黄帝内经》讲肝气通于颈项。

10.温溜适合点按，期门适合拍打。外感寒邪侵袭肌表引起头项僵痛而恶寒，可以找温溜、期门二穴。

11.桂枝汤，通经络，相当于温溜。补中益气汤，相当于肝俞、足三里、期门。

12.老年人的病，多是寒凝血瘀。血瘀了补中益气汤可以推动气，气行则血畅。寒凝了，桂枝汤可以散寒。看到老年人手甩不开的，用桂枝汤。脚迈步不开的，用补中益气汤。手脚都动不开，让人扶着颤颤巍巍过来的，那就补中益气汤加桂枝汤，或者加颈三药。

13. 老年人弯腰塌背的，补中益气汤加威灵仙、乌药、姜黄，就可以正背。塌腰的呢，补中益气汤加杜仲、枸杞。

14. 颈刺痛，足三里配大椎。手刺痛，足三里配支正、支沟，四肢的问题都可以用。屁股刺痛，足三里配环跳。膝盖刺痛，足三里配阳陵泉。背部刺痛，那就用乌药，足三里配陶道、膏肓，如果刺痛是一时的，用陶道，刺痛是很久的，用膏肓。

舌头肿痛、鼻衄、牙痛、口喎

> 廉泉中冲，舌下肿疼堪取。
>
> 天府合谷，鼻中衄血宜追。
>
> 耳门丝竹空，住牙疼于顷刻。
>
> 颊车地仓穴，正口喎于片时。

"廉泉中冲，舌下肿疼堪取。"肿疼是什么机理？肿肯定有湿，诸湿肿满皆属于脾，脾主湿。疼肯定有不通，不通则痛。肿痛在舌头上，在舌头周围能够利湿的穴位，带水泉的那就是廉泉。它能够将舌头的肿势，源源不断分解下去。舌乃心之苗窍，所以心经火旺，血水雍聚于舌中，就会肿，会痛，而廉泉去肿。

中冲呢？中冲是心包经的井穴。井主心下满，诸痛痒疮皆属于心。心里感到既烦又满又痛，那我们伸出一只手，把手伸直，中冲是在最前方的。所以中冲这个地方，既治疗鼻子的痛，也治疗舌尖的痛。把手一伸出来中冲处就是舌头尖，手掌就是舌面，所以我们用全息疗法。

舌尖痛的口腔溃疡刺中冲。舌根部痛刺大陵，大陵就是舌根。"舌根部"

的大陵就是主掌整个掌面的。舌两边肿胀呢？有齿痕烙印，脾虚肝郁湿盛。后溪透合谷。后溪可以祛溪水，可以祛水液停留。合谷呢？从谷里头倒掉。齿痕一般是两边都有，那你就后溪透合谷，那水就从大小肠分消掉了。舌面多垢迹、黄腻苔，厚腻，怎么办？厚腻、黄腻为湿热，湿热取什么穴呢？它在舌面上，所以我们取掌面的阳溪，"阳溪偏历复温溜"。还有呢？是三焦经的液门，液门可以除水液，有助于排液体。中渚，你在这里堵住我，我可以把你搬开。液门、中渚在中间的。阳谷，阳面的这些水湿我可以把你利走，所以它可以干净舌面。

有人说，口臭口浊怎么办？古籍上面有记载，"劳宫穴主口臭"。手掌一翻过来，劳宫就在最低洼处，就像那个洗手池里头活塞堵住了，脏物下不去，劳宫一开，脏物就会从大陵跑到肠胃里去了。所以开劳宫是醒神除臭的大法。

老师以前诊断，一般都会叫病人伸出舌头来，看左右有没有齿痕，看上面有没有黄腻。用压舌板压一下，看他舌根，那扁桃体肿不肿大？再叫他舌头顶到上腭，看舌下脉络怒不怒张？怒张了，年纪又大了，肯定有心脑血管疾病，动脉粥样硬化，痰湿很重。所以舌根下去，黄黄的就是痰浊，瘀青瘀暗就是瘀血。舌根既有痰浊又有瘀血，我们选什么穴呢？选大陵、劳宫。大陵、劳宫祛舌根下面的痰浊瘀血，神门、少府祛舌下的这些瘀滞。舌头嘛，就在你的掌中，所以手掌可以对应舌头的。

今天讲的这个对应疗法，就在手掌上，可以借助舌诊跟手部穴位疗法对应。

老师讲《百症赋》，讲来讲去其实就讲了一二十个证型，会治一二十个证型，然后就可以统治百症了。比如说寒凝血瘀证型？用温溜、期门。肺气郁闭的证型用迎香。湿阻肝胆的证型用少泽、肝俞。肾虚目暗用养老、天柱。利胆退黄的代表穴是阳纲、胆俞，那尿黄、舌头黄也可以。不光是"目黄兮阳纲胆俞"，你不要学了就按图索骥，没有目黄你就不用，那就麻烦了。

所以，百症就治几十个大证型。大证型你再分下去，不离阴阳表里，虚实寒热。"认清寒热阴阳，分辨表里虚实。诊察务求精到，举止切忌轻浮"。

百症，辨为几十个证型，几十个证型进而变为八纲，八纲最后统到阴阳，阴阳变为一气，一气再归于无为，所以一气搞不定呢，你要归于无为。

廉泉、中冲是治舌头的穴位。舌尖肿痛，找中冲。舌下瘀肿，用廉泉。一个近处取穴，一个远处取穴。远亲近邻一起用，这种取穴能量非常强大，遥相呼应力量大。

廉泉、中冲让身体的这些水湿，通过心包经泄出体外。廉泉相当于生地、甘草。中冲呢？泻热，相当于竹叶、木通。那这四味药：生地、甘草、竹叶、木通，是什么药？什么方？我刚到余师那里跟诊，碰到一个得口腔溃疡的。他烦得睡不着觉，老师问他："你尿是不是黄的？""对呀，你怎么知道？"老师说："导赤散，肠六味。"我一写，十味药左右。第二天病人一吃完就说好了。他以前口腔溃疡犯了，得一周才能好。那天吃了余师的药，当天排出很多黑色的大便，第二天这个舌头灵活得很，比以前的时候还要好。

你看临证熟的人，两三下就把病症抓住了。舌下肿痛，又加失眠，翻来覆去睡不着觉，肯定是心火。舌下肿痛，心火上炎。为什么问他是不是尿黄？如果尿是清的，说明下焦还有寒，上热下寒。尿是黄的，说明心热下移膀胱了，可以利尿了，用导赤散。

如果你会针，那就取廉泉、中冲下针，既安神助睡，又利尿除湿。所以廉泉就是养阴之穴。生地、甘草就是养阴。中冲就是泻热之穴，心下满、泻心热。那木通、竹叶不就泻心热嘛，你看竹叶尖，像不像一个舌头？竹叶卷心像不像心？心跟舌头连在一起，所以它就利三焦、清心热。那木通呢，导心热从小便出，那就是中冲。

把穴位跟药理打成一片，用穴跟用药一样简单。

有一个舌头长包块的病人，他找了一位老中医，就用导赤散。吃了一周左右，包块就有变小的趋势。吃了一个月，包块没了。这就是导赤散的功效。

"天府合谷，鼻中衄血宜追。"天府走肺经。肺经有特点，主咳嗽，开窍于鼻，主皮毛。所以，皮毛的病、鼻子的病、肺的病、咳嗽的病，它可以治。

天府在手臂。手臂就像瀑布一样，从上往下挂。天府之国是一个盆地。盆地像一个漏斗，四面环山，中间低陷。所以，这个邪风吹不进来，水能够保养，叫天府。我们的农场就是一个小"天府"。你去看，周围环山，中间低陷的，水可以归下来，生机特别旺盛。人在里边，他就天天得到小天府的感觉。从成都过来的朋友说，来四川简直是误入人间仙境啊，环境非常好，叫天府。

合谷走阳明大肠经，是原穴。肺跟大肠相表里。所以流鼻血一般是肺热上攻，吃了煎炸烧烤，再喝热酒，就鼻子出血了。那天府跟合谷一下去，可以移肺热入肠，血就能下到大肠去了，不会冒上来。脏邪还腑，肺脏的这个邪热，还到合谷去，所以天府要往合谷方向针。

鼻中有衄血可以用这个，那其他可不可以？当然可以。早上起来满眼睛都是眼屎，鼻子里都是鼻屎、燥屎，这不就是肺热吗？眼睛白睛都是红血丝的，也是肺热。你看他眼白里变红的，多是熬夜一族。那就用天府、合谷。

你读就是"天府合谷，鼻中衄血宜追"。老师读就是"天府合谷，肺肠亢热可取"。你就把穴位读"小"了，读"瘪"了，就会把功效变狭窄了。

肺热与肠热，像有人一大便不通，脾气也臭得很，讲话声音沙哑。肺呢，连喉咙嘛，连喉系，循咽喉。这个人还喝酒，有酒糟鼻，肺也开窍于鼻嘛，酒糟鼻红红的点，虽然没有鼻流血，但类似于流血，血热妄行，还大便秘结，合谷可以通大便。那么天府配合谷，对于这种人效果很好。暴饮暴食，肠胃会乱，合谷可以清理。肠胃乱七八糟，肺火又亢，天府配合谷。所以天府、合谷呢，是肺与大肠表里二金配合，可以获得泻热止血之效果，降肺浊于肠中。

"耳门丝竹空，蛀牙疼于顷刻。"耳门属三焦经，丝竹空也属三焦经。热咳三焦火，夜咳肺间寒。热咳你就取紫菀、百部、款冬花，专治热咳一把抓。夜咳呢，若要痰饮退，宜用生姜、细辛、五味子。所以一个病人来，你实在不知道怎么去治他的咳嗽，就问他白天还是晚上咳得厉害，晚上咳得厉害一般是寒咳，白天咳得厉害的一般是热咳。

牙痛呢？歌赋上面有"承浆泻牙疼而即移"，又有"耳门丝竹空，蛀牙疼于顷刻"，该选哪一句歌赋？你都按，效果都好。耳门、丝竹空偏于两边，所以两侧面的牙痛，寻耳门、丝竹空。如果是正中的，上下的有胃火的牙痛，用承浆。侧面的少阳，选三焦经的穴位。三焦火上炎，人会很焦虑，让人焦虑的牙痛，选三焦经。

如果牙痛是缓缓地痛、暗暗地痛，咬东西都没力的，那我们选什么？"太溪悬钟穴，缓牙痛于片时。"

一个牙痛的人来，说："哎呀！我晚上牙痛。"麻烦了，《百症赋》没说晚上牙痛。其实不然，晚上牙痛，那隐隐作痛，虚嘛。你一碰他的牙就抗拒，拒摸、拒按，那就取耳门、丝竹空泄实。你看他喜欢按着这个牙，那就太溪、悬钟补肾水。髓会与肾经的原穴：悬钟配太溪，补虚治牙痛。

太溪、悬钟就相当于玉女煎，治疗阴虚精亏牙痛；耳门、丝竹空、承浆，相当于清胃散，泻火治牙痛。

"颊车地仓穴，正口喎于片时。"颊车像一辆车在这里，那牙槽就是一辆车上面放着牙齿。颊车，还有另外一个意思。你看它的谐音，"颊"，拿着筷子去"夹"，夹来吃饭。所以治疗面口之病用颊车。食欲不振，厌食、看到食物不张嘴，用颊车配颔厌。

在老师看来，颊车和地仓，颊车夹进新的，地仓容纳旧的，是推陈出新的二穴。这两个穴位配在一起，在口角周围，阳明主头面，所以可以正口喎于片时。有时没有口歪也喜欢按这两个穴，为什么？你看他一生气，咬牙切齿，然后面目就横，肌肉就硬。按完这颊车、地仓以后，面口、面神经就会轻松了，它可以美容，可以增进食欲。

各种原因引起的口眼歪斜的特效穴就是颊车和地仓。它们也是开胃的二要穴，无论什么样的病引起厌食，或者厌食胃口不好引起的各种病，都可以用颊车、地仓。地仓能容，多少都能容；颊车能吃，有食欲。有食欲又能容，是很大的福气。一般瘦人很需要按这两个穴，是拓宽肚量，增强食欲的二要穴，它们在面口。

有人问，那他学了这个，一辈子只碰到一个面瘫的，这个穴难道只能用一次吗？你知道它是开胃的，可以消食，可以健脾，可以主运化，那你随时都可以用。

配穴集锦

1. 舌尖痛的口腔溃疡，刺中冲。舌根部痛，刺大陵。舌两边肿胀，后溪透合谷。舌面多垢迹，黄腻，取阳溪、液门、中渚、阳谷。

2. 舌头长包块，用导赤散。

3. 肺热与肠热，天府配合谷。

4. 紫菀、百部、款冬花，专治热咳一把抓。夜咳肺间寒，若要痰饮退，宜用生姜、细辛、五味子。

5. 太溪、悬钟相当于玉女煎，耳门、丝竹空、承浆相当于清胃散。

6. 颊车、地仓是开胃二要穴。

喉痛、转筋

喉痛兮液门鱼际去疗。

转筋兮金门丘墟来医。

"喉痛兮液门鱼际去疗。"喉痛、喉咙痛、咽喉红肿疼痛应取液门和鱼际去治疗。液门走三焦经，鱼际走肺经。液门和鱼际是荥穴，它们都是三焦经跟肺经的第二个穴，在手上算起来是第二个穴。

荥主身热。身体发热，应该取荥穴。喉痛一般是咽喉疼痛发热。为何要选三焦经跟肺经的荥穴？肺司天气，肺管咽喉。你看吃煎炸烧烤，肺一热咽喉就痛，鱼际可以清肺热、利咽喉。液门走三焦经，非常焦虑，焦头烂额，如热锅上的蚂蚁，焦急的，选三焦经。

失眠，我们为什么要调三焦？柴胡温胆汤，柴胡调三焦，温胆汤调少阳。少阳和三焦，几乎通治胆胃不降失眠，心烦气绕，又着急、焦虑的，头发一片一片地掉，脑子静不下来，如热锅上的蚂蚁，就选取三焦经。

焦虑过度了咽喉就会痛。像你炒菜没放水，等下，菜就焦了，糊了，锅底就发红了，烫了，就是咽喉痛。这时怎么办呢？加水。三焦经有一个专门浇水的穴——液门。顾名思义，就知道它是补充水液之门。液门可以滋阴、润燥，所以咽喉干燥、音声沙哑，取液门。

鱼际是可以泻肺热的，它在大鱼际区，丰隆饱满之处。鱼际和液门都在咽喉，也就是颈脖的反射区。把人体手指看作头顶，手腕看作腰臀少腹，那中间这个掌就是躯干，而液门和鱼际所在之处就是"脖子"。把所有的荥穴连在一起，就是"脖子"的那一圈。井主头，荥主脖子，输主胸肋，经主脘腹，合主腰脚少腹。

去年珍子围村的一个老师，有慢性咽炎，音声沙哑，一过来就问这怎么治？我请他跟我到田里头去。下午三点到四点，就开始跟我们一起踩铲，拿铲。去年还没讲《百症赋》，但我知道手上有穴位，可以通咽喉。你看我们拿铲的时候，手上的后溪、劳宫、鱼际要同时下力，你才撬得起，荥穴全部摩擦到。

第一天出完一身汗，他说从来没有一次喝过一壶水，而且还嫌不够。你看这个鱼际一开，劳宫一开，液门水就灌下来了。第二天，他咽喉就没有再痒过。

荥穴可以主身热。我们拍掌，拍完掌心还要拍掌背。掌背有阳经的荥穴，掌心有阴经的荥穴。

红肿热痛的咽喉，还有音声沙哑的慢性咽炎，取液门滋阴养液，取鱼际清肺利咽。液门，水液之门很大，那里面就可以养鱼。你看那咽喉一吞咽，喉结一上一下，就像一条鱼。这条鱼呢，在津液足的时候吞吐非常利索，津液不足的时候，就塞滞沙哑、蹦跳，不舒服。

"转筋兮，金门丘墟来医。"金门走膀胱经，是郄穴；丘墟走胆经，是原穴。

这两个穴，你不要忽视，你看老师怎么解？哪种人容易抽筋？人老了，肯定有虚，身体越虚，抽筋越厉害。无虚不抽，虚风动摇，先是抽脚，后来抽风。

你看树，泥土少的时候，大风一吹，它就抽动、就抖，根须不旺为虚，无虚不抽。

抽筋一般在哪里？在小腿。小腿这个地方的腓肠肌，小腿周围，属于哪两条经络主管？后面属于膀胱经，侧面属于胆经。胆经上补虚的穴是原穴，胆经的原穴是丘墟。就说你一抽，那个筋就隆起一个丘陵、墟，那就体虚了。那么我就用丘墟治疗这个抽得起棱的，丘墟补虚，补胆经之虚，补小腿。

那为什么要选膀胱经的郄穴金门呢？你看都是膀胱经处在抽筋，抽的时候肯定会痛。急性的痛症找郄穴，阳经的郄穴。金门主急性的小腿疼痛、抽痛。小腿的抽痛再加小腿体虚的，就用金门、丘墟。

抽筋有三大特点：第一，晚上发得比较多；第二，老人发得比较多；第三，下半身发得比较多。一般靠近心脏的地方比较少抽，但是一抽就会心肌梗死了，这就是大问题了，心阳虚了。

不要小看金门、丘墟这两个穴位，它不是简单治抽筋的，还可以治通身上下抽动症。有些小孩子有抽动秽语综合征，看到大人就挤眉弄眼、咬牙切齿、坐不住、坐立不安。那我们就金门、丘墟配什么？面口合谷收，配合谷，就可以解决面口抽动问题。所以面部表情僵硬也用金门、丘墟加合谷。

老师经常看到一些壮年人，家里的顶梁柱，但印堂这个地方皱了，一条线的叫悬针纹，三条线的叫川字纹。一般有川字纹的，主心脏有很多伤痕、纠结、想不通，能量不够。像轮胎一样都有皱纹了，说明他走得很辛苦，眉头在抽，皱就是一种抽。金门、丘墟，眉间配哪个穴？可以用印堂针，也可以用内关针，"内关胃心胸"。

针跟穴位学得好，可以帮别人拨阴起阳，就是将这些灰暗的、不愉快的给他拨走，把好福运带出来。

还有牙痛的，有些牙齿痛得紧张得都没法嚼饭，牙在"抽筋"呐，疼得讲话都露风了。牙痛应该用什么呢？颊车、地仓，口歪瞬间就正过来。颊车、地仓再配金门、丘墟，治牙痛紧张和晚上磨牙。

老师治了一例顽固的晚上磨牙，牙齿都磨掉了五分之一，用芍药、甘草，芍药 80 克，甘草 50 克，再加白芷，两剂药下去就不磨了，从此好了。芍药、甘草缓急止痛，加白芷干什么？阳明头面，白芷。"头上用羌活，防风白芷随"。

防风从侧面上头，羌活从后面上头，白芷从前面上头，前面不就是牙齿吗？就这一招。

丘墟在胆经，肝胆苦急，急食甘以缓之。芍药、甘草就是酸甘的，酸入肝胆。甘能缓急，甘能补虚。所以芍药、甘草就是丘墟穴。白芷能止痛，白芷就是金门穴，郄穴可以止痛。这一招学会了，那是真的可以做到"住牙疼于倾刻"。

还有眼皮跳的，跳一天还没什么，两三天都在跳，眼睛发热发红，怎么办？肝开窍于目，眼皮跳肯定找太冲。一般是最近紧张冲动了，或者有些事情想不通，纠结，眼皮就跳。人一旦处于紧张纠结状态，小事都会把人"绊倒"。眼皮一跳，我就知道了，要缓下来。所以我们要选金门和丘墟两个穴位，在脚上按。太冲能够主双眼，双眼的激动，就选择这个太冲，所以太冲配金门、丘墟可以缓解眼皮跳动。

老师碰到一例眼皮跳动的，停不下来，一整天都抽动。四君子加芍药、甘草、白芷、防风，一剂下去好一半，三剂下去就好了。

四君子有什么作用？无虚不作风，无虚不作眩。补虚，补虚就是补丘墟，胆经的原穴。四君子补脾胃，加了防风，四君子就能够补肝胆，补到两只眼去。防风乃风药之润剂也，厥阴风木，通于双目。所以眼睛出问题了，防风都很好用。

还有，如果你把金门、丘墟看作治小腿的，那真是小瞧了这两个穴位。强直性脊柱炎，脊柱转动不利，整条脊柱僵硬，也是一种转筋，转筋后就没有柔韧性了。金门、丘墟，用一句现代话来形容，这两个穴能够让筋有柔韧性。

"转筋兮，金门丘墟来医。"筋硬兮，金门丘墟来医呀，这样你就能用得非常广泛了。就好像感觉颈脖硬硬的，后溪加金门、丘墟。后溪主颈椎，颈椎发硬呢，那就加上金门、丘墟让它变软。

金门、丘墟最厉害的莫过于治心脏病。有人说："曾老师，我这心脏病，心肌梗死，夜间像触电一样痛，有的时候严重痛，痛到肩膀、痛到牙齿、痛到后背。"有经验的医生知道，严重的牙齿像触电一样的痛，他赶紧叫你去心脑血管科检查一下，可能是心脏病。不懂的人还在治牙齿，一不小心那病人就倒在这个牙科医生的手术室里了。

心肌在抽，那怎么办？内关为心胸。内关穴配金门、丘墟，可以让人心开气朗，缓解心脏抽搐。

老师在山里，经常碰到老年人膝盖弯曲不利，蹲不下去的，为什么蹲不下去？膝盖硬了，硬了就叫转筋，转筋不只是抽筋，而是筋变硬了，不听话了。膝盖的筋硬、膝痛，取阳陵泉，再加梁丘、血海、阴陵泉，将膝盖这四个地方松开，配金门、丘墟，这个人当天就能蹲下去了。

现在有不少中老年人蹲下去起不来的，要用拐杖，穿鞋、系鞋带都觉得很辛苦，取金门、丘墟、阳陵泉、阴陵泉，这几个穴位是非常厉害的。

在老师看来，金门、丘墟就是芍药甘草汤，就是淫羊藿、小伸筋草，可以治筋病、紧张病、焦虑病。

液门、鱼际，它是治发热病。所以你们要记住，但见发热上火的就取液门、鱼际穴肯定没错。

所以老师背歌赋，可不是背"喉痛兮，液门鱼际去疗"这些表面的字象，而是背里面的病机"干燥兮，液门鱼际去疗"。我不会背"转筋兮，金门丘墟来医"，而是背"着急兮，金门丘墟来医"。

这种歌赋的解法通畅以后，你就会解《百症赋》了。其他赋，像《玉龙赋》《标幽赋》《通玄指要赋》《肘后歌》，那也是拈之即来。

配穴集锦

1. 失眠要调三焦，用柴胡温胆汤。

2. 三焦经有一个专门浇水的穴——液门。

3. 咽喉红肿热痛，慢性咽炎，声音沙哑，均可用液门滋阴养液，鱼际清肺利咽。

4. 金门、丘墟可以治通身上下抽动症。

5. 治顽固晚上磨牙，芍药80克，甘草50克，再加白芷。

6. 眼皮跳动停不下来，四君子加芍药、甘草、白芷、防风。

7. 颈椎发硬，金门、丘墟加后溪。8. 心肌在抽，金门、丘墟加内关。

9. 膝盖硬了，金门、丘墟加阳陵泉、梁丘、四海、阴陵泉。

10. 金门、丘墟就是芍药甘草汤，就是淫羊藿、小伸筋草。

颌肿口噤、血虚口渴

阳谷侠溪，颌肿口噤并治。

少商曲泽，血虚口渴同施。

"阳谷侠溪，颌肿口噤并治。"下颌骨两旁肿胀，嘴巴都讲不出话，不能张口，叫口噤。

颌肿是侧面的，肿会发热，摸上去热烫热烫的。从侧面找胆经，胆经能够主热肿的是什么穴？荥主身热，荥穴。胆经荥穴是侠溪。

侠溪侠溪，峡口中流的溪水，所以它在这个缝隙里，和大敦、行间一样。行间行间，行在山间的水。你看带"沟、缝"的这些穴一般能清热，因为缝隙就是山谷。粗隆，隆起来的穴，丰隆这些，一般能去痰，痰浊痈堵可用。

侠溪清胆经热。胆经热一清，下颌周围的肿就消了。

那口噤呢，就是口肿到张合不利索了。这时我们就会想到，脾胃开窍于口。脾经是阴经，一般是补虚的。急性热症要取阳经，阳经泻热。小肠和大肠也是脾所管。这时，可以按阳谷或合谷，合谷、阳谷配侠溪。阳谷是小肠经的经穴。经穴主什么？病变于色取荥穴。病变于音声取经穴，比如我用经渠来治疗咳嗽后音声都发不出来。小肠经的经穴阳谷，就可以治疗小肠热堵塞咽喉以后音声讲不出来。所以小肠堵塞咽喉嘶哑，音声出不来，口噤，唇肿痛，唇炎，就按阳谷。阳谷配侠溪，就这两个脚下的穴位，可颌肿口噤并治。

"少商曲泽，血虚口渴同施。"血虚口渴了，像中老年人，血水不够，还有些贫血的人晚上干燥，老要喝水，那你按少商和曲泽。两个地方在手指和肘部，常按的话，你可以像老师这样，讲学一两个小时下来都不用带水的。

少商是什么穴？是肺经的井穴。想喝水要到井源去。井是出水的地方，所以少商是可以润燥的。曲泽属心包经，心主血脉，心包随之。所以曲泽可以润血，润血涸、血干燥。

人的井穴都在指尖里头，多做俯卧撑等用到指尖的动作，咽喉炎就会好。慢性咽炎，音声嘶哑，咽喉如有堵塞，头痛欲裂，晚上老起来喝水不解渴。你说你没力做俯卧撑，那没关系，你只要十个手指按在这个操场或床板上面，在那里顶五分钟就好了。能顶多久顶多久，顶不了再松下来，等恢复了再顶。井穴一开，津液就会源源不断地涌出来。只要有一口井，一个村的人都喝不完。只要人体井穴一开，就不会咽干口燥。咽干口燥就是井穴闭塞了。靠外来打水怎么比得上自身的井水来得足呢？身体有的时候不是渴了，而是阴阳气不相对流，就像大地有的时候不是没水，是你没打到水。

所以开井穴太厉害了，井穴一开，津液一上来，津液就变成血了。这些机理如果不和你们解释清楚，你们会珍惜这种练法吗？就无法理解老师为什么让你们做俯卧撑。

曲泽是什么穴？是心包经的合穴。合主六腑。六腑干燥就找合穴。合穴表大海。所以合穴是水分最足的。一般合穴是带三点水的，少海、小海、曲泽、曲池，这是老师观察出来的。

智者是通过看别人的教训，免除摔跟头。愚者是通过不断地受教训，来得到智慧。所以我希望你们尽量做智者。但是偶尔做一下愚者也好，大智若愚嘛，你才会体会深刻。

这个原穴一般带什么字？肝经的原穴是太冲，肾经的原穴是太溪。这个原穴都有个特点——带个"太"字。原穴原动力，太阳，就是太阳系的原动力。

天地有太阳，人体有太冲、太溪。有些也带"大"字的，心包经的原穴是大陵，其实又叫太陵。

源动力不足，就按原穴。所以搓腕和踝关节，恢复体力特别快。你累的时候就搓腕关节、踝关节，睡一个小时顶两个小时。睡前搓个十至十五分钟，搓热搓烫它，睡一个小时顶三个小时。

你觉得肠胃不通，肠胃功能减退，那就搓合穴。合穴都在肘和膝之间。

少商、曲泽，口渴可以用它。渴到极处就变苦了，所以口苦也可以用。二穴不单是治口渴，还可治月经稀少、闭经等血虚情况。

少商、曲泽是血虚口渴的妙对，这是井合配，井治高，合治低。

配穴集锦

1. 前面痛找阳明经。

2. 侧面痛找少阳经。

3. 后面痛找太阳经。

4. 面黑、面斑、面痘，降阳明。

5. 经渠可治咳嗽后音声都发不出来。

6. 阳谷可治小肠堵塞咽喉以后嘶哑、音声出不来。

7. 血虚、贫血、闭经、月经稀少、口渴、口干燥，按少商、曲泽。

8. 慢性咽炎，音声嘶哑，咽喉如有堵塞，头痛欲裂，晚上老起来喝水不解渴，可做俯卧撑，或者把十个手指头顶在床板上至少五分钟，开井穴。

9. 多搓腕关节和踝关节，恢复体力特别快。

10. 肠胃功能减退，搓合穴。

第9讲 鼻内无闻、口干舌燥

> 通天去鼻内无闻之苦。
>
> 复溜祛口干舌燥之悲。

"通天去鼻内无闻之苦。"不管是鼻窦炎、鼻息肉、慢性鼻炎，还是打呼噜，总之，凡鼻不闻香臭，晚上呼吸通气不利的，均可用通天，打通颅脑穴道。

各种嗅觉减退、不闻香臭的症状，针刺通天，能宣通鼻窍，恢复嗅觉。

通天穴是膀胱经的，在头顶，跟督脉挨在一起，迎接百会。如果说百会是"君王"，那通天就是"宰相"。百会配通天，可以升阳通督，宣肺理气开窍。

通天可不是简单治鼻病。这个穴位可以让你一吸气就吸得很通畅，很饱满。人所有的气，都要通过鼻子，鼻子相当于身体的"海关"，是对外开放、进出的场所。人的精神系乎两个鼻孔。通天就是开鼻的。

在跟师期间，我发现余师用苍耳子、辛夷花、通草特别多。当时不解，没有鼻炎怎么也用这个？

一位头痛病人过来，天气一变化，就头痛得不得了。血府逐瘀汤下去，效果还不够理想。鼻三药下去就好了。

我说他没有反映出有鼻塞、鼻炎，怎么用鼻三药有效？余师讲，这是调肺的，肺主治节。凡因节气焦虑得病的，一般肺活量变小、变细。天气一变化，那鼻孔收缩功能就减退，减退就浑身不舒服。与其说他是头痛，倒不如说他的气门变狭窄，吐纳量变小，呼吸不够顺畅。

人活一口气，通天就是开肺气的，通肺的。"肺法象天幕"，所以此穴名为通天。

还有一个病人小肚子凉，少腹逐瘀汤下去还不暖。加上苍耳子、辛夷花、通草，小肚子就暖了，后背也暖了。

什么道理？一个女孩子说吃了这个药，鼻子好像一下子打开了一大半。因为她鼻孔很小，运动量小，鼻三药一下帮她开大了鼻孔。

苍耳子是通督脉、开百会的。辛夷花开鼻窍，开通天。诸子皆降，唯苍耳子独升。苍耳子结的籽，长刺的，敢向天空中发散，有刺的药善于开破。辛夷花，又叫木笔花，攒了一个冬天的能量开放，像一条尖笔一样，喷放出来。

有些民间医馆，把这两味药打成粉，凡鼻子一不舒服或者感冒过来的，加苍耳子、辛夷花，兑点酒喝。喝完过后，鼻窍大开。

当然我们现在知道了，"通天去鼻内无闻之苦"，就一个穴位搞定了。

通天配百会，就是苍耳子配辛夷花。我们不单讲穴位，还讲穴药对应。

有一个孩子厌食两年多，零食也戒掉了，但还是吃饭不消化，吃一顿顶两顿，隔顿食，早上吃了，等到晚上才想吃饭。如果中午吃了，晚上没胃口，要等第二天早上才吃饭。

余师说用保和丸有效。病人家属说这孩子早吃过了，哪个医生都是开这个，没效果。随后，加上鼻三药苍耳子、辛夷花、通草。孩子中午一喝药，爱吃饭了。第二天再吃一剂药，两年多的厌食症好了。

仔细观察，这孩子两年多鼻孔变细，肠道有积滞。中医讲"肺与大肠相表里，肺开窍于鼻"。鼻子、肺部吐纳能力的高强与否，跟肠道消磨食物的关系很大。

保和丸加鼻三药就是肺肠同治。肺与大肠相表里，大肠没动力，其实不是大肠不愿意蠕动，是鼻子给它的风太少了。通天就是调风的。

"通天去鼻内无闻之苦。"头顶通天穴位。拍打以后，鼻就通了。所以我们碰到感冒咳嗽的，肺气不利的，怎么办呢？用三招，管好，必好。

第一招拍通天、百会。

第二招拍中府、云门。

第三招拍大椎、陶道。

就这三招，是治疗外感、七窍病的绝招。

你懂得这三拍的话，早上起来这三拍下去，出门天再冷，鼻都不塞；鼻炎再厉害，鼻窍都会通开。这三招就叫鼻三拍。它可不是简单只治鼻子的病，气门足了，百病除。

九窍，就是头面七窍再加前后二阴。只要大小便通畅，鼻子呼吸顺利，耳聪目明，吃饭知道香味，能纳进去，九窍保持开通，大病变小。九窍不通，小病变大。

通天表面是通鼻子，其实是通七窍的，因为七窍都在天部。通天可以疗头面七窍之疾。通地，就是涌泉。涌泉可以治疗前后二阴之病。

耳朵嗡嗡作响，拍通天，配鸣天鼓。视物不清，好像有层水湿、水膜糊住眼睛，攀睛通少泽、肝俞之所。少泽，肝俞，再加通天，强强联合，可把眼睛这灵魂之窗给打开来。按迎香，再加拍通天，可缓解头面诸疾。有些老年人口歪了，流口水，讲话含糊不清，可取通天配颊车、地仓，点点按按，病去一半，然后再拍通天，病去另外一半。

常人解这句话，就嗅觉失灵找通天。老师不一样，通天就是给鱼缸里灌氧的一个穴。鼻气通于天，它是打氧的。

癌症有两个特点：第一个，体液变酸了。酸性体液有助于脏东西生长。像家里东西一变酸臭，就长虫。菜一变酸臭，就长霉菌。第二个，是缺氧。癌细胞是厌氧细胞。氧气足，它就发展得很慢；氧气不足，它就长得很快。

也就是说，我们只需要找到穴位来让身体由酸性变碱性或中性，让身体由缺氧变氧足，它就是一个抗癌的过程，或者带癌延年，让活火山变死火山。

　　毫无疑问，让身体富有氧气的就是通天、百会，再加迎香。表面它是治鼻病的，其实它还能抗癌，特别适合辅助治肺癌、肝癌。让肺跟肝充满气了，癌细胞生长速度就自动变慢，甚至萎缩了。

　　那如何让体液从酸性变中性、碱性呢？这要找调体液之穴，要找合穴。井、荥、输、经、合中，合是海穴，百川归海。合主六腑，六腑能力变强，五脏就很和谐了。

　　大便不通，六腑不通，抽出来的血都是晦暗的、臭浊的，吐出来的口气都是臭的。六腑通畅了，吐的气都是芬芳的。

　　二便通畅的人，不需要美容，不需要除臭，不需要口香糖，不需要刻意去打扮，他的精气神就是美容药，清新的，如出水芙蓉，天然去雕饰。

　　所有合穴，上半身的聚集在肘部周围，下半身的聚集在膝部周围。所以拍打肘膝关节，有助于让酸性的体液回归微碱性或中性。拍打通天、按摩迎香，有助于让缺氧的脏腑变得富氧。

　　总结起来，助消化，抗癌瘤，让身体变暖，让氧气足后精神状态好，都是通天的用处。

　　通天还是疏肝解郁穴。它这种疏肝解郁是往上走的，通天是上面的窗。期门、章门，疏肝解郁是横走的，是旁边的窗。

　　开顶窗就是通天。开旁窗就是期门、章门。开下窗，通下水道，就是涌泉、阴陵泉、曲泉、阳陵泉。

　　"复溜祛舌干口燥之悲。"什么是复溜？恢复水液的流动。复溜穴是哪条经的？前面讲"少商曲泽，血虚口苦同施，"而现在讲"口干渴用复溜"，我究竟要取少商、曲泽，还是复溜？一时懵了。

　　少商、曲泽在肺经跟心包经。治肺、心包缺血后咽喉干燥。就像池塘水少了，塘缘周围干燥，选少商跟曲泽，取之手上就行了。可是塘底没有泉水涌出来，它干到底下去了，这种干燥，就要选复溜。复溜属肾经，能涌出泉液来，是吐津液的。

一般疲劳后口干舌燥，取少商、曲泽。长期的糖尿病，血糖高、血脂高，晚上心烦气躁，喝水都不解渴，一升水下去还是干燥，要取复溜。冬天口干舌燥也用复溜。

我碰到过一个病人，他咽喉有痰难咳出来，即便咳出来也是浓厚痰。通常这种情况，给予全瓜蒌用药，很快就好了。但是能不吃药，尽量不吃药。能用小钱解决的，尽量不用大价钱。我让他回去用风湿膏去贴复溜、温溜，加热水袋敷，再去拍打。三天以后，咳痰如果还不顺利，再来找我开药。三天后我没看到他，一周后看到他了，他说早上起来咳硬痰、浓厚痰的情况没有了。

复溜这个经穴，让你本来有硬结、板结的冰疙瘩，恢复变成水一样流动。还有温溜，像溜冰一样滑利。

这两个穴位不单溜痰，它还溜什么？溜大便。大便不畅、硬结的，取复溜、温溜，按热、按暖以后，肠蠕动得很快。浊渣、浊滓好像加了轮子一样滑走。相当于火麻仁，润六腑之燥坚；相当于肉苁蓉，补肾液以滑大便。

温溜配复溜，就是肉苁蓉配火麻仁。火麻仁润六腑，肉苁蓉润五脏。

所以，你看是"口干舌燥之悲"，老师看是"津液枯竭之患"。津液枯竭了，口干舌燥可以用，眼周干燥也可以啊。

有些人想要流眼泪都流不出，哭的时候，只闻声音不见泪水。哪怕很伤心，但是眼泪好像干了一样，出不来泪水。眼药水点下去，当时湿润了，五分钟以后又干了。这就像在秋冬季，把水浇到土上去，都是干的，湿不了。这时必须要温润，待春回大地，再加下雨就润了。我们用肾经的复溜，大肠经的温溜，再配合眼睛的睛明、四白、攒竹，就可以让眼睛恢复有泪水，让体液上润到眼睛。

鼻干燥，就取迎香跟复溜。复溜出来肾水，要到鼻子，迎香作为引穴，把肾水引到鼻子。所以我们一般是一边搓迎香，一边搓复溜，两边同时搓，这时鼻子很容易就滋润起来了，不需要滴鼻液的。

筋会，也就是阳陵泉穴。筋骨咔咔响，我们就用阳陵泉配复溜。按完以后，筋骨咔咔响就减少了。

有些人动一下，颈椎就咔咔响。后溪督脉通于颈，取后溪让颈松一点，再配复溜，就可以了。如果这个颈僵硬已经很久了，取绝骨、悬钟再配合复溜，骨就变得柔润了。

就像车子，有润滑油，那轴承就会润转，不然它会咔哒咔哒地响。复溜就是点油润燥的穴。

你看到"复溜祛口干舌燥之悲"，我把舌头跟口去掉，"复溜祛干燥之悲"，就不一样了。有的时候，知道它是润燥的，再配合相应的穴，就很灵。

有些人皮肤干燥，皮肤肯定跟肺有关，肺主皮毛，所以肺俞肯定要用。列缺行肺系，肺的体系列缺都要管。皮毛出问题，列缺也要用。所以，肺俞、列缺，再配复溜，治皮肤干燥。

有的老年人，皮肤干得一到晚上拼命搔痒的，复溜配合肺俞、列缺，就可以滋润皮肤，给皮肤补水，是皮肤补水三穴。

我们看溜冰的"溜"怎么解？"留"，加个病字头，就是癌瘤、肿瘤的"瘤"。气血留在那里叫瘤。我把这个病字头砍掉，再加三点水，就成"溜"了。复溜是润滑的穴，就是让病加两个滑轮，给我们身体里溜出去。所以复溜还是克瘤要穴。

配穴集锦

1. 鼻窦炎、额窦炎、鼻息肉、慢性鼻炎、打呼噜，总之，凡鼻不闻香臭，晚上呼吸通气不利的，均可用通天。

2. 天气变化导致的头痛，血府逐瘀汤加苍耳子、辛夷花、通草。

3. 小肚子凉，少腹逐瘀汤加苍耳子、辛夷花、通草。

4. 小孩子消化不良，不爱吃饭，保和丸加苍耳子、辛夷花、通草。

5. 感冒咳嗽，肺气不利的，用鼻三拍。第一招拍通天、百会。第二招拍中府、云门。第三招拍大椎、陶道。

6. 涌泉可以治疗前后二阴之病。

7. 通天可以疗头面七窍之疾。

8. 头面麻痒、痤疮，按迎香，拍通天。

9. 口眼歪斜，流口水，讲话含糊不清，通天配颊车、地仓。

10. 让身体富有氧气的就是通天、百会，再加迎香。

11. 拍打肘膝关节，有助于让酸性的体液回归微碱跟中性。拍打通天跟按摩迎香，有助于让缺氧的脏腑变得富氧。

12. 一般疲劳后口干舌燥，取少商、曲泽。冬天口干舌燥用复溜。

13. 长期糖尿病，血糖高，血脂高，晚上心烦气躁，喝水都不解渴，一升水下去还是干燥，要取复溜。

14. 吐硬核痰，用瓜蒌，还用风湿膏去贴复溜、温溜，加热水袋去敷，去拍打。

15. 大便不畅、硬结，按热温溜、复溜。

16. 老年人身体既津液缺乏，又阳气不够，发生便秘，可用肉苁蓉熬汤。

17. 眼睛流不出泪，取复溜、温溜，再配合睛明、四白、攒竹。

18. 鼻子干燥，复溜配迎香。两穴同时搓。

19. 筋骨咔咔响，阳陵泉配复溜。

20. 颈椎咔咔响，复溜配后溪。

21. 颈僵硬日久的，已经要发展成强直性脊柱炎的，悬钟配复溜。

22. 皮肤补水三穴：列缺、肺俞、复溜。

23. 复溜是克瘤要穴。

第10讲 舌缓不语、失音嗫嚅

> 哑门关冲，舌缓不语而要紧。
>
> 天鼎间使，失音嗫嚅而休迟。

"哑门关冲，舌缓不语而要紧。"哑门，脑后面的，针刺哑门，开音声。所以说话咿呀呀的人，针哑门可以让音声变得清晰一点。

星河村里有一个音声带沙哑的人，十年前说话大家一点都听不清，怎么近几年声音变清晰了？原来医生帮他扎哑门了。针扎完以后，这个人讲话，讲两三句偶尔还有一两句能够听得清。所以平时多按搓哑门这个穴位，能让音声不沙哑，讲学讲课不得慢性咽炎，可以让音声洪亮。比如你练狮吼功过火了，咽喉充血，按哑门，晚上不断地按，按到身体很放松，睡一觉起来，音声又亮了。

关冲何经之穴？三焦经的第一个穴，是井穴。三焦就是说身体非常焦急、焦虑，像有三把火那样焦。我们前面讲过，什么病找三焦经？奇难杂症找三焦经，各种怪病奇难病，真不知如何下手就选三焦经。

三焦经的热上冲到舌，舌不能够转动，导致言语难出，就取关冲、哑门。哑门在后脑勺，但可以控制前面的舌头，就像后台操作，关冲跟中冲一样，让音声瘀血出来。

　　我们把舌头比喻成手掌，那么边缘的穴，关冲、中冲、少商这些地方就是舌尖，只要刺指尖就有利于舌尖的灵活性。

　　中风的要不要刺他的指尖呢？看他是中经络还是中脏腑。中脏腑的特点是言语不出，就是话讲不出来；中经络的特点是老觉得手麻，手情不自禁在抖，还能讲话，这叫中经络。像台风来临，树在摇动，是中经络；风一加大，拔树倒屋，这树倒下去了，摇不了，动不了，叫中脏腑。

　　中脏腑，音声不出了，那么我们就取关冲、中冲。中经络的时候面目头部麻木，可以取合谷；手脚麻木，可以选取合穴。我们后面要讲到的："且如两臂顽麻，少海就傍于三里；半身不遂，阳陵远达于曲池。"这四大穴都是合穴。合穴，可以治风湿痹证，可以治肌肤麻木、麻痹，所以我们拍肘部和膝部周围的穴位，四肢的麻木就解除了；我们刺指尖、舌尖的穴位，能提神醒脑。

　　别小看我们拿石头握东西，锻炼就是握固，十个指尖聚在一起，把八个手指压在两个大拇指上面一握，可以增强脑力。使劲握下去，握到已经不能用力了，顶五分钟，再松开，再使劲握下去，一天就这样来回练五到十分钟，子宫凉，手脚冰的感觉全没了，脑子记不住事情的现象也没了。如果平时觉得老是读不进去书，记不住，就练这招握固。

　　当时这招是我们任之堂的绝技之一，是终南山的道士传下来的。当时老师遇到庵背村的一个老叔，他得了肺结核，气喘吁吁。大家都当他是废人，所以有事都不找他。直到有一次一个功夫家路过，见他坐在祠堂周围哀叹，然后问他因为何事在这里哀叹，大家都去务农了，他为何不去？他说他是心有余而力不足，他得肺病了，很想去干，但只要走几步就气喘吁吁，没力气了。功夫家就笑了，说他不是心有余力不足，而是没遇到名师，千点万点不如名师一点，然后就教他握拳法。功夫家说握拳一定要握到什么程度，就好像你在悬崖，有一根稻草绳，你要握紧它，否则就掉下去啦，这种感觉要握出来。

　　这位功夫家说，他自己就是这样强壮起来的。他看到卑弱之人，如果对方还有一丝上进心，就把这一招讲给对方听。就这样天天握，刚开始握到手皮都裂了，出血了，这个是真用功的。它非但不会伤身体，反而身体会更强壮。果然，这位大叔练了半个月后，可以跟大家一起砍柴了，但还不能挑担。三个月以后就能够把柴挑回来了。三年以后，跟正常人一样。

老师也观察到了强壮之方。这个人原来很瘦弱，天天吃完饭后就锻炼，举哑铃，手臂、手肘、手腕、手掌就充血了，变厚了。手一变厚，这个手臂就有力了。要想让一个人强壮，先让他充血，而握固让十指充血，是增强记忆的一招。十有八九的疑难恶病、顽疾，握固效果都很好。

"天鼎间使，失音嗫嚅而休迟。"天鼎配间使，音声发不出来的时候千万不要下手慢了，出手快，好得快。碰到咽喉稍微有点点沙哑，就取天鼎、间使。

天鼎走大肠经，间使走心包经。病变于音声取之经。

如果音声长期沙哑，咽喉干燥，就取复溜，肾经的经穴。只是偶尔突然间失音取上焦。如果长期失音了，就取下焦。长期失音，咽喉干燥的，取复溜，如果是短期就取心包经的经穴，即间使，是上焦的。有些人一发烧，声音就出不来了，热入心包，那就取间使。发烧以后大肠肯定是热的，堵住了，配合取天鼎。

突然发热到一定程度，都讲不出声来，扁桃体充血，像高压锅在那里吡吡响，下面又在煲，像一个鼎在那里鼎沸，天鼎就主鼎沸的现象。锅里头已经鼎沸了，沸腾得很厉害，就找天鼎。上面火很大，导致口舌干燥，咽喉嘶哑，口渴，牙齿出血，鼻子痛，还有两颊肿热，颌下淋巴硬肿，均可用天鼎。

你们不要以为失音就只是哑巴，失音不单是指失去声音，还有另外一种理解，音声失去控制了，狂言怪叫的也叫失音，乱讲的也叫失音，均可用天鼎、间使。

配穴集锦

1. 音声带沙哑，针哑门可以让音声变得清晰一点。

2. 中风中脏腑，音声不出，取关冲、中冲。中经络的时候面目头部麻木，可以取合谷；手脚麻木，可以选取合穴。

3. 音声长期沙哑，咽喉干燥，取复溜。如果是短期失音的，就取心包经的经穴，即间使。

4. 口舌干燥，咽喉嘶哑，口渴，牙齿出血，鼻子痛，还有两颊肿热，颌下淋巴硬肿，均可用天鼎。

唇喎、牙痛、项强多恶风、热病汗不出

太冲泻唇喎以速愈。

承浆泻牙疼而即移。

项强多恶风，束骨相连于天柱。

热病汗不出，大都更接于经渠。

"太冲泻唇喎以速愈。"前面讲过颊车地仓穴，正口喎于片时。这次讲太冲，能够泻唇喎。

中医认为，诸风掉眩皆属于肝，凡摇动、抖动、震动之象就是肝风，如果肝动偏斜了，像台风过后，树被吹斜了，农场到处狼藉，东倒西歪，这是歪邪之状。

太冲是肝经的原穴，五脏六腑有病取之于十二原。肝经的风一动就取肝经的原穴——太冲。太冲可以把嘴唇喎斜扭转过来，它是治风治冲动的要穴，能息风降逆，平肝止眩。它是以脚背上的穴，治头面之疾。

《标幽赋》上讲"寒热痹症，开四关而已"。有一种针法叫开四关，这种针法非常实用。老师在针灸科轮科的时候，几乎每天十个病人里，有八个是要用到开四关的。开四关，即针双手上的合谷和双脚上的太冲。合谷是大肠经的原穴。

合谷跟太冲这两个穴有什么特点？都长在手或脚的大叉处，所以可以说是大叉穴，就是说三岔路口堵塞，血管交会之处堵塞——开四关。中风偏瘫，手歪斜的，紧张的松解不开——开四关，针到第三次的时候，手全部松开了。

中风的康复，中风以后的手歪、脚歪、嘴巴歪、身体歪，"太冲泻唇㖞歪以速愈"。不但是嘴唇不正，通身上下不正，用太冲都可以。

有一个得颈椎病的，我们给他针灸颈三穴。他说怎么老觉得颈部那里有根筋僵了，松不了。加一针太冲就松了，这是长期拘紧而致，像拧结的毛巾，太冲就是让它松开来。寒热痹症，受寒或里面发热，导致的痹，痹是关闭，不通，痹是疼痛，疼痛就会紧张，就会咬牙，就会难受。太冲就专门泻这种疼痛，治咬牙难受的。

我们去年教踞趾桩，口碑非常好，这个容易教，但是不容易坚持，这是易学难精的一种桩马功夫。人家站桩是正常站在那里，我们站桩像杂技。左边两个脚趾头，右边两个脚趾头，一共四个，像螃蟹的大剪刀一样，扣在这个楼梯上或门槛上。

根据受力面积越小，同等体重的压强就越大的物理学原理，让你把气归到脚尖。站完以后大脚趾变大的，脚尖像铁钉的钉尖。常犯鼻塞、鼻炎的，站三天就好了；头痛、头晕的，脑供血不足的，站了半个月，再蹲下去站起来，不晕了。这是什么道理？大脚趾充血，脑血就不会减少。因为脚趾头对应大脑，这里有大敦穴、太冲穴，这个脚尖受力，就等于开四关了。

去年年底的时候，有一个孩子得了顽固的皮肤病，从屁股到后腰背，全部是烂疮、流黄水，花了三四万块钱，还是没能治好。我过去看见孩子坐在那里，背像虾米背一样。他身体是歪的，不是端正的坐姿。我说他得这个病是小事，脊柱没有正过来是大事。我教他练踞趾桩，刚开始允许他一个手指碰着门框，然后四个脚趾头站在上面，蹲下去再站起来。

年前练的，过了元宵节以后那些疮就退干净了，他每次练完都是身体内外一身汗。我说那哪是疮，就是汗酸。汗酸出通透了，身体就不会有这些湿疹、疮疤。汗酸出不通透，这些湿疹、疮疤，就去不掉。

我们去年碰到一个五村的老人，他说心脏里头没气，嘴唇都乌暗了。来我们这里，我们教他深蹲之法，才是蹲趾桩的一半水平，配合吃药，不到半个月，家里人都惊讶地看到他嘴唇变红了。再一个月下来，治心脏病的药没有再吃了，血压也稳定了。所以，这让我深刻地认识到，服药配合健康特训的锻炼是多么重要。

太冲穴还是疏肝解郁的要穴，乳腺增生就按这里。如果最近特别生气，特别闷，那你就拍脚背，踩太冲，踩完以后，胸膈就会放松。

很多病人都有心念刚强紧张，一言不合就发脾气，有倔犟、刚强对抗的特点。所以他们容易生刚强之病，比如皮肤硬化病，颈椎僵硬，腰弯不下，强直性脊柱炎，血管硬化，中风以后嘴都歪斜了，手屈伸不利，蹲厕所膝盖弯曲不利。

一切刚强之病，都是肝主筋不够松柔。我有一个放松汤，是什么？四逆散。如果加颈三药就是加强版放松汤，全身强紧，念头都不能放松的，就用这七味药。

另外，现在有很多人因疲劳致病，因治病更疲劳，生病是一种很消耗体力的身体状态。好多人一生病就昏昏欲睡，感觉老睡不够，身体需要体力。还有考试以后就大病一场，过度劳累以后，五劳七伤，与其说他病了，不如说是累了。所以行医治病，要把握住一个"累"字诀，一个"紧"字诀。

病人一过来，见疲惫状，弯腰塌背，那就是疲劳。人不疲劳，怎么会弯腰驼背？精神不够，用四君子汤，这是补力方，加桂枝汤就是加强版补力汤。

我们常用四逆散配四君子，既能放松又能加强力量。四逆散就是开太冲，人轻松。四君子汤就是开合谷，补肠胃，力量大。合谷配太冲，就是四君子汤配四逆散，开四关的精义就是如此。

"承浆泻牙疼而即移。"承浆，承受琼浆玉液。牙疼，牙齿上火，按承浆可以增液，按完以后下牙齿处就有液体出来，它是止牙疼的要穴。

对于阳明牙火、牙热或者熬夜以后，阴虚阳亢，都可以用承浆。浆是带水的，水可以降火，水可润燥。阴能涵阳，承浆就像大承气汤加增液汤。

承是往下，叫顺承、传承，火往下去叫承。浆呢，汁液、浆液，是可以润燥的，水能济火。

承浆，也是心肾相交治失眠的要穴。有些病人既失眠，牙齿又痛的，找承浆，为什么？如果说把印堂看作心的话，肾就在承浆。印堂这里有很多皱纹，说明这个人的心长期受到打击，或者他自我较劲很厉害，心有褶皱了，此时可用四逆散合桂枝汤。晚上睡觉前按完承浆再睡，就是让心肾相交，让聚在大脑皮层的热归到下巴，就一个点下巴的动作搞定。别人还不知道你在干什么，还以为你在思考，其实你是在让心肾相交，水火和调。

"项强多恶风，束骨相连于天柱。"颈项非常僵硬，又很怕风，这是什么证？太阳表证，太阳主头项，主风寒。

束骨走膀胱经，在脚下。天柱走膀胱经，在背颈上面，它擎天一柱，起到支撑的作用。

中风偏斜的，颈椎病的，天柱当然少不了。束骨呢，跟解溪相连，多按束骨可以增强骨密度，解溪可以让胃胀放松，眉棱骨痛的特效穴是解溪。眩晕，肝阳上亢，高血压的，侠溪就是特效穴。肝胆火旺，冲到头脑，天旋地转，赶紧按侠溪，有特效。

束骨可以治疗骨质疏松，强筋健骨。膝盖松动了，取束骨，常按可以让骨节紧密，骨髓致密，筋骨健强，它是强健穴、保健穴。

足三里是保肉的，束骨是保骨头的，阳陵泉是保筋的。筋不柔，阳陵泉；肉不壮，足三里；骨不强，束骨。

束骨可以补肾，天柱可以开太阳膀胱经，两穴相配相当于补肾加发汗，专门治疗夹色伤寒，即肾虚后受了风寒。

"伤寒专死下虚人"，人的肝肾精血流失以后，一场伤风感冒，没准就会要了人的命，所以我们中医用麻黄附子细辛汤。少阴之为病，脉微细，但欲寐。人的头耷拉下去，老想睡觉，疲劳到极致，这不是四君子汤能救的，要用麻黄附子细辛汤。附子、细辛就是束骨，要把骨头的阳气都挽回来。麻黄就是天柱，发汗很厉害，它跟大椎穴连用就是麻黄配细辛。

中医认为抵抗力出自骨头，西方也认为造血于骨髓，所以束骨穴是增强抵抗力的要穴。

项强多恶风，一阵风吹得打哆嗦，颈上又很僵硬，通过补肾壮骨跟发汗解表来治。束骨是补肾壮骨，天柱是发汗解表。

补肾壮骨就有抵抗力，发汗解表就能够驱邪气，这是扶正祛邪的二穴配。这两个穴可以治疗夹色伤寒，或者夫妻同房以后出汗了又洗凉水，最后发生鼻炎，手僵硬，关节屈伸不利。

有一个类风湿病人，她因为严重类风湿，生活不能自理，丈夫跟她离了婚，她因此备受打击，从一百二十斤掉到八十斤，天天以泪洗面，最后她母亲照顾她。后来得到这个方子，用到了强肌健力五味药，牛大力、巴戟天、五指毛桃，再就是黄芪、枸杞子跟杜仲，吃完以后，三个多月身体长回到近一百斤了，类风湿关节炎也去掉了七八成，还剩下两三成，但不影响她正常洗衣服生活了，不用她妈妈照顾她了。

这种顽固的类风湿，特别是妇女来月经的时候，被迫又到溪边用凉水洗衣服，关节僵硬非常厉害。这时，牛大力、巴戟天、杜仲相当于束骨，健骨壮骨。黄芪是补气的，像天柱一样。甘肃的黄芪非常好，主根往土里长一米以下去，像一条巨柱，补中益气。中气足了，像那个千斤顶一样，就会往上顶。中气不足，就会塌陷。

腰椎间盘突出久的要重用黄芪，硬把骨气给补出来，把它往上托。

"热病汗不出，大都更接于经渠。"热病，指发热的病，这个肌肉里头的汗都出不来。大都是脾经的荥穴。荥主身热，只要一看到热字，就要想到荥穴。热在皮肤，取肺经的荥穴——鱼际。热在肉，脾经胃经的荥穴——大都、内庭，可以清脾胃热。

有些人牙龈长包，上火，取大都配内庭，两针下去，牙龈肿痛就消减下来了。

热病汗不出，是因为通道不利。汗是从皮肤出来的，皮肤属于肺所管，所以在肺经上找一个管皮肤的穴位。肺经的穴几乎都可以发汗，尤其是经渠穴，经络渠道，管控得更厉害，发汗功能更强。

热病汗不出，甚至声音不出的，取经渠。与大都配在一起，就可以清热解表，通宣理肺。大都是补穴，经渠是通穴。大都补气补脾，经渠发汗，使土能生金，所以热退而汗出。

配穴集锦

1. 太冲可以把嘴唇㖞斜扭转过来，它是治风治冲动的要穴，能息风降逆，平肝止眩。

2. 太冲是以脚背上的穴，治头面之疾。

3. 太冲还是疏肝解郁的要穴。

4. 承浆是止牙疼的要穴，也是心肾相交治失眠的要穴。

5. 筋不柔，阳陵泉；肉不壮，足三里；骨不强，束骨。

6. 束骨可以补肾，天柱可以开太阳膀胱经，两穴相配相当于补肾加发汗，专门治疗夹色伤寒，即肾虚后受了风寒。

7. 大都是补穴，经渠是通穴。大都补气补脾，经渠发汗，使土能生金，所以热退而汗出。

第12讲 两臂顽麻、半身不遂

> 且如两臂顽麻，少海就傍于三里。
>
> 半身不遂，阳陵远达于曲池。

"且如两臂顽麻，少海就傍于三里。"两个手臂顽麻，缺气，缺血，压迫神经，导致顽固的麻木，不能动弹，取少海和三里。少海是心经的穴，是合穴；三里，有手三里跟足三里。如果手上的顽麻，一般用手三里，但是手脚相通应，麻是气虚，足三里更能补气，所以这里作足三里解。足三里是胃经的合穴。这句条文有个特点，双合配。心经跟胃经的合穴都配在这里，加强循环与消化功能。

心经主循环，可是循环得有物让它循环。假如三天没吃东西，还循环得起来吗？足三里就是将脾胃消化食物送给心经作为粮草。足三里是四君子汤，少海是桂枝汤。合主大力，合穴都有一个特点，长在双肘双膝。足三里在双膝周围，少海在双肘周围。

这叫肘膝配，肘膝配通管手脚不利索，但凡手脚不利索就要选合穴。

石印村有一位阿姨过来，说常年手麻，我说你搓肘部。她问手麻干嘛要搓这里？我说这里是合穴，用虎口力去搓，同时开合谷跟搓合穴，来回地搓，天天搓到像吃辣椒一样。我说你不要只搓到皮肤辣，要搓到里面的筋骨都辣。

我一次给她开了五剂药，药还没有吃完，她手就不麻了，到现在都没有发作过。所以这两手臂里面的顽麻现象，也叫手顽麻，我们就选手上的合穴。

脚上的合穴，脚部的顽麻也可以主，手脚相对应。为何同时选心经跟胃经的合穴？因为心经主循环，心经是快递，胃经主生产。

如果把人体看作工厂流水线，那足三里就是流水线出产品的，少海就是输送到各处的快递物流网。全身的能量都需要从脾胃里头出来，通身上下无处不到的是心脏，手顽麻我们就用这两个穴位。

老师解穴已经不拘泥于经文，把经文讲透，同时再延伸出来。从两臂顽麻讲到少海和三里，进而讲到不仅主治两臂顽麻，还治一切消化不利、心脑血管循环不好的病痛。那有什么病呢？第一是心肌缺血；第二是人本身的血管受凉，不通畅。

无论多么亏虚，血脉多么不通，手脚发凉，第一个是血气不够，第二个是血气运送不到四肢。血气不够用足三里，运送不到四肢用少海。

闭经，月经几个月都来不了，不外乎血气不够，加上循环不利索。足三里将血气补够，少海可通达于少腹，使心气能通达于子宫。

鼻炎，首先是鼻子塞了，塞了就气不足，能量不足了，就会凋谢，会萎缩。我们看足三里，这个三里不但是指脚，还指这穴位上下三里，气血都给充足，它是打气筒，拍足三里是给人体打气的。你不要简单地理解成足三里就是脚，它是补气血的，能够让气血满溢到三里远，所以带三里的一般气场比较大。我们一补足三里鼻窍会变大，但鼻窍变大了，还不一定能通，血脉主流通，所以找少海。少海主血脉，是心经的，所有的孔窍都要归心管。这两个穴配合就是补气开窍的。

少海配足三里，少海温经通脉，足三里补气养血。一边补气血，一边通经脉，那相当于是什么方？《金匮要略》上面的一个主治虚劳血痹的方子——黄芪桂枝五物汤。桂枝汤是少海，其他的是足三里，所以风湿痹症就用黄芪桂枝汤，再拍足三里、少海，两臂的顽麻就好得很快。

　　我们讲拍打，四关八拍：人体有四个关要，可以进行八个部分的拍打。因为左右各四，就二四得八，八拍可以疗愈众多疑难怪疾。

　　心肺有病，其气留于两肘。所以肘一拍，拍到了肘上的合穴少海，主心肺病，肺主呼吸，心主血脉，呼吸系统跟循环系统就拍肘部。

　　肾有病其气留于两腿的腘窝。有些人腰酸、湿气重，比如在办公室一坐就两三个小时，站起来拍两边的腘窝，或者把腘窝拍热了再起来，腰就很轻松。

　　肝有病其气留于两腋。腋下拍打可以疏肝理气。

　　脾有病，其气留于两边腹股沟，两髀，从脾经下来。

　　少海管心肺。足三里周围，膝关节周围就管脾肾。急性不通症要寻心肺，虚劳病要寻脾肾。

　　劳损之人突然之间又得了痹症，少海配三里。突然间得了恶病，导致体能下降没力气，也是少海配三里。

　　"半身不遂，阳陵远达于曲池。"阳陵泉在胆经，脚与膝关节周围。曲池在大肠经，肘关节弯曲之处。刚才为什么说，拍打弯曲之处对身体好？大自然现象，凡拐弯的地方容易留邪。扫地时发现，拐角处拉圾最多。

　　曲池和阳陵泉，是胆经的，阳陵泉筋会，筋都动不了的，要找阳陵泉。曲池，是大肠经的合穴，是增大力气的。这两个穴位，一个在手上，一个在脚下，上下配穴，上下配穴的穴力比较强大。手脚配穴可以让手脚灵活，上下配穴又是上下的合穴，力量最大。四肢里头，合穴是力量最大的。十二经的合穴要烂熟于胸，研究过后你才知道，原来合穴都在肘膝关节周围。你就知道为何肘膝关节好的人，身体就比较好。

　　我在五经富有一个同学，以前弱到只有八十多斤，结婚后三年多，不敢生孩子，太弱了。她后来在深圳学了大拜的动作，一天要大拜百余下。大拜叫五体投地，膝一跪下去，开膝部的合穴，肘一旦贴到地面，开肘关节的合穴，肘膝合穴同时开，它就治劳倦五劳七伤。刚开始是大拜十下，气喘吁吁已经坚持不下去，一天增一下。大半年之后我再看到她，面色红润，身体长了十多斤，去年就顺利生了一个孩子。以前医生说她子宫内膜太薄了，生养不了。因为她在大拜的时候，肘膝贴地，就是在增加肌肉厚度，子宫内膜也增厚了，所以生养的问题也解决了。

人不能够排斥一些粗活，在磨炼身体的时候，也是在磨炼脏腑的厚度，不然养尊处优，脏腑柔脆，那会自找病受。

半身不遂，为什么不选足三里，选阳陵泉？阳陵主筋。废物堆积找胆经，人体的神经系统也要用阳陵泉。这个容易为医家所忽略，所有的神经痛，神经不听使唤指挥，手舞足蹈，不能控制的，就找阳陵泉。

你看中风的人，他的手像风吹树枝一样在抖，叫中风。厥阴风木，少阳胆也属于风木。本身阳陵泉有平肝息风的作用，其次，它是筋会，人所有的神经像是电线一样，网膜再包绕，这些包绕的网膜就是筋，所以阳陵泉可以增加筋的交接能力。

带状疱疹后期神经痛得不得了，都抽筋了，"咬牙切齿"，就选阳陵泉。凡"咬牙切齿"的，都是筋不得放松，就取阳陵泉。

有一个偏头痛的病人，痛到晚上睡不好觉，有一种办法可以治，但会更痛，就是用两个拇指按阳陵泉。穴位按摩第一天就见到了效果，他信心就来了，从此逢晚睡必按阳陵泉。

他说这个穴位，居然可以主失眠。我说它不是主失眠，而是让你神经放松以后，自动有睡意，入睡深沉。平时读书、写作、抄经，神经绷紧，像弦一样，阳陵泉就是松解这个神经的。

病人一过来，只要说话声音大，性格倔强，固执的，那就找阳陵泉这里，你摸他阳陵泉周围，一定是硬的。你要将它松解开来，在胆经周围，像松土一样，对准阳陵泉来回地点按推拨，这叫开筋骨。

你只要将这个筋骨松开，胆结石就会掉下来。阳陵泉是胆囊、胆结石的反应点，但是这个地方按下去会很痛。胆道狭窄，有胆囊壁毛糙，重则胆已经有小结石、小沙粒、小包块了，把这里揉散揉化，会增强胆汁的分泌，去消融宿积，为气血开路。

手上不遂的取曲池，脚上不遂的取阳陵泉。但凡两臂顽麻、半身不遂的人，她身体是冷的，僵硬的。只要看到脸上僵硬、麻木的，取阳陵泉，不要等到中风了再救治。上班回来很郁闷，好像有人得罪你一样，板结着脸，按阳陵泉跟曲池穴，按完以后马上笑脸如花。因为精神一放松，人就有喜乐感。

我们学穴位，你不要说学这个没用，我一辈子都碰不到半身不遂。什么叫半身不遂？不是说已经瘫痪下去才叫，手脚有点不太听使唤，走路要撞到人了，这些都叫半身不遂。就是说半个身体不遂你心意，就是说你失控了。你不能简单地理解半身不遂就是瘫痪。

按阳陵泉和曲池，反应力就上去了。曲池能够让手平衡，阳陵泉能够让脚平衡。走路老踢脚指头的，回去按按阳陵泉以后，就不踢了。

我们去爬虎山的时候，碰到一个大妈，她走路一瘸一拐的。我问她怎么了？她说奇怪，每次去爬山，别人没事，她走路就踢到脚指头。我和她说这是筋的管控功能下降，你走快一点它就失控了，一着急就踢到脚指头。她说还老是踢到同一个地方，觉得爬山非常没有意思。

那怎么办？肾主腰脚，就拍腘窝跟阳陵泉、足三里，坐下来拍可以用上力。我让她歇息一下就拍这里，在家里也拍，拍完以后再去走，老踢到脚指头的现象就没有了。

运动的时候容易受伤的，如何防治运动损伤？重点在防而不在治。打篮球之前，我们做准备活动，就拍原穴，在脚踝关节和手腕关节；然后再拍合穴。原穴多补虚，它可以让你不虚，打球的时候需要有体力耐力，揉通腕关节和踝关节，就是补虚的。

我觉得做体育锻炼前还应有一个准备活动，就是大家蹲下来搓阳陵泉，注意力要集中，不要泛泛而搓，整个膝盖要集中在阳陵泉，然后再集中在曲池，两边的肘部，这两个动作做完以后，可以避免很多运动伤。

有一个老阿婆，她准备请人来搬家，把所有东西都搬到楼下来住，因为腿脚不听使唤，上不去楼了。我让人帮她拍阳陵泉跟肘窝，再配合四逆散，加上补中益气汤，她吃了一天，说先不搬家了，半个月以后，上下楼梯没有障碍。有很多老年人都是因为腿脚不好住不了高楼，阳陵泉配曲池，把肘窝跟膝窝用活了，可少去很多困扰。

曲池是让你能够顺利弯曲，日常蹲起动作就都能做。泉是有生机的，这个地方是阳泉不是阴泉，它冒出来的水是有温度的，可以养细胞。所以不孕不育，细胞没有活力的，老态龙钟的，取阳陵泉。一眼望过去属于那种冷漠之人，冷若冰霜，做事爱理不理，阳陵泉就可以令其心花怒放，是暖阳，春回大地，令春暖花开的穴。

少海和足三里，是灵臂巧手的配伍；阳陵泉和曲池，是大步流星的配伍，这样你认识穴位的能力就强大了。病人一过来拖泥带水的，腿脚笨重，就选阳陵泉配曲池；手麻痹的，不能上举，手不灵活，做事笨拙的，就选少海配足三里。

在单位里，你发现自己老是慢别人半拍，不要紧，按阳陵泉、曲池、少海、足三里这四个穴，就可以提高你手眼身法步的灵敏性，可以加强你快、准、稳的行为习性。

老师讲过，合穴就是主干。合穴里头，阳陵泉、曲池、少海、足三里又是主干中的主干。

配穴集锦

1. 少海和足三里，不仅主治两臂顽麻，还治一切消化不利、心脑血管循环不好的病痛。

2. 少海配足三里，少海温经通脉，足三里补气养血。

3. 手上不遂的取曲池，脚上不遂的取阳陵泉。

4. 少海和足三里，是灵臂巧手的配伍；阳陵泉和曲池，是大步流星的配伍。

第13讲 胸中苦闷、心下悲凄

> 建里内关，扫尽胸中之苦闷。
>
> 听宫脾俞，祛残心下之悲凄。

"建里内关，扫尽胸中之苦闷。"闷字怎么写？心在门里面，内心被关住，那就要选内关。所以我们教病人拍内关穴。一般人拍手是劳宫对劳宫，但如果你老是苦闷，像抑郁病人，那就要劳宫对内关。那些老说郁闷的，就用建里、内关，那关在内心的这些情绪就可以得到释放。

为什么要用建里？凡情志波动，像地震，地震后翻江倒海，那么后期就要重新建设它，这个重建工程要启动。

身体受情志波动，像心脏被"大闹天宫"。心狂越失眠，乃至中风，身体的气脉会走岔，会混乱。这时候我们就要用建里，大闹天宫以后重建身体的"天庭"。建里、内关可以把脾胃消化系统的很多能量拿过来去修复心脑血管系统，中风偏瘫后遗症都要用。

哪有中风卧病在床的人心不闷的？形不动则精不流，精不流则气郁，这句话可以通治现代的郁闷人。城市郁闷的人越来越多，为什么？对着手机电脑，形不动，形不动则精不流，精不流则气郁，郁久了人就会生烦、生燥、生怨、生恨……

拍篮球也是一个锻炼加解郁的好办法。如果要练，先是掌拍开劳宫，再用内关打篮球。你们试一下，去管控这些穴位，拍完后再也不会感觉到郁闷，注意力全部都迁到内关穴上面来了。家里放个篮球，时常玩个十分钟、八分钟，就开郁了，不会像拍掌那么枯燥。

"听宫脾俞，祛残心下之悲凄。"心底下悲哀，悲凄了、凄凉了，为何要用脾俞、听宫？

悲属于哪脏所令？属金令，肺主悲忧悲哀，肺又主治节。

老年人一悲哀他的关节就痛，十言十中的。这种关节痛，我们就取听宫、脾俞。

为何选脾俞？脾是土，肺是金，金虚了，我们要补土，肺虚了要补脾。

有一个肺中总是多痰浊的病人，之前老是治肺，清肺的各种药吃了都没效，我让他吃六君子，半盒吃完痰就没有了。得病时他对工作没有热情，对生活也是很悲观，六君子一下去，脾一健运，痰就消失了。痰一消失，对工作、人生就充满了热情。

脾俞除了补脾之外，还可以强肺，悲凄感就会消失。老师为什么叫你们做俯卧撑？读书久后，不做俯卧撑的，心里就有种悲伤的感觉。一旦通过强四肢、脾胃之后，悲伤感就消失了。

心寄窍于耳，听力好不好源于你的心伶不伶俐，听宫可以治疗心脏不舒服的问题。老师碰到一些金匮肾气丸都拿不下的耳鸣耳闭，我加点红参，一旦强心了，症状就会缓解很多。

"建里内关，扫尽胸中之苦闷。听宫脾俞，祛残心下之悲凄。"胸苦闷，心悲凄，七情暗动，这两句话主什么？内伤七情。心胸里五味杂陈，又苦又悲又怒又怨，恼怒烦怨恨，像打碎了调味瓶——五味杂陈。

哪个人没有悲伤，哪个人没有苦，哪个人没有郁闷啊？都有，只是你不要让它发到极致。稍微有点小郁闷，胸胁有点胀的时候，搓内关和建里。

如果非常悲观，对万事万物都有一种悲伤感的，怎么办？倒了半瓶牛奶，乐观的人说倒了半瓶还有半瓶，悲观的人说怎么只剩半瓶了。这时取听宫和脾俞。听宫在哪里？在耳门，是听宫、听会。脾俞在哪里？背部，实在拍不着的，就撞背。

我们有意识地把背一靠，伸个懒腰，让脾俞穴与椅背接触，做一个大伸展运动，在那里定住。别人不知道你在干什么，以为在伸懒腰，其实你是在养生，把身体的悲凄感都释放掉了。你天天精气神饱满，因为你有穴位保驾护航，有歌赋作为指导方针。

小孩子来了，身体通透，就是表证居多，找解表的穴位，四大解表穴——束骨、天柱、大都、经渠。

中年人，人到中年万事忙，一忙就容易出问题，一出问题就焦虑，取建里、内关，内关就是关乎内脏的情志变动；建里，重新建设里面的，像地震后重建。人发脾气就是五脏在地震，那就取建里，震完以后，帮忙重建。

多按听宫，听东西就能够听得顺。脾俞，脾主思，一切小心思，就找脾俞。脾主治意，意志力坚强的人，一般不会那么容易叹气。一听到有叹气声，就取听宫和脾俞，悲伤的情绪下去了，快乐的情绪就上来了。

有些老年人已经心灰意冷了，麻木了，身体不听使唤了，所以半身不遂，两臂顽麻的，都是中老年人。老年人要治脾，老年人要治合，合穴的合。

青年人一般治井穴跟荥穴，中年人一般治输穴，老年人一般治经穴跟合穴。因为越老气越收缩，收缩到末梢就没气了。所以在合穴里头用劲，它的气才会注满到四肢去。

配穴集锦

1. 稍微有点小郁闷，胸胁有点胀的时候，取内关和建里。
2. 如果非常悲观，取听宫和脾俞。

胁肋疼痛、肠鸣、胸胁支满、膈疼饮蓄、噎塞、胸膈瘀血

第14讲

久知胁肋疼痛，气户华盖有灵。

腹内肠鸣，下脘陷谷能平。

胸胁支满何疗，章门不容细寻。

膈疼饮蓄难进，膻中巨阙便针。

胸满更加噎塞，中府意舍所行。

胸膈停留瘀血，肾俞巨髎宜征。

"久知胁肋疼痛，气户华盖有灵。"胁肋是肝气所主，肝经所布。气户走胃经。华盖走中间任脉。胸部胁肋疼痛，可取气户、华盖，以宣肺行气，缓解疼痛，这是通宣理肺二要穴。

华盖在正中，我们讲过诸气膹郁，皆属于肺，但为何要用胃经的气户？因为凡胸肋痛的人，如果再吃饱吃撑，痛得更厉害，增加胃经的压力，就会增加胸肋的压力，我们可通过缓解胃经的胀满，来达到减轻胸肋疼痛的效果。

气户相当于木香、香附，可以理肝胃之气。华盖相当于苏叶、苏梗，可以开肺盖，通宣理气，郁闷消去。气户和华盖是专门治疗各种胁肋疼痛的。

我们中医有一种治法，叫作提壶揭盖。比如说，小便憋在那里，解不出，一拍华盖可通；或者吃点葱花，葱可通中发汗；或者用点苏叶，煮点苏叶汤，端点水来喝。

它起到什么效果？苏叶、葱花本身不能利尿，是通过提壶揭盖，来达到排尿的效果。像吸管吸满水，把吸管的上面捏紧，你会发现水掉不下来，手一放松，水一下就掉下来了。

老师因此领悟到，许多便秘的，排毒功能降低的，排泄功能不理想的，居然不是肠胃动力不够，而是"鼻孔变塞"了。

大便的时候要使劲地用力，铆足了劲，使劲一用力，鼻窍就张开了，鼻窍一张开就是提壶揭盖，大便就下来了。肺与大肠相表里，上面七窍一开通，下面二便就下来了。

老师发现一个现象，中风的病人，大便很困难，先是一天排一次，后来是两天排一次，再后来三天排一次，最后三天排一次也困难，就四天排一次。很多人以为他是肠胃动力不够。刚开始吃蜂蜜对便秘有效，后来就没效了。我跟他说，吃多了就没效。

任何一种润肠通便的，多吃几次就没效了。刚开始麻子仁丸有效，大黄苏打片有效，后来都没效了。

只有一种办法是一直有效的，就是提高肺活量。肺是上面的打气筒，肺活量提高了，往下一打，大肠里头的脏东西就都排出去了。

想象一下，打气的时候，假如你很柔弱，打气筒都压不下，那气怎么能够排到轮胎里去呢？同样的，肺压不足也排不下去的。它堵在那里有压力，必须要增大肺压。

有人说，他以前好几年都牙流血的毛病，坚持做俯卧撑后，现在牙不流血了。这是因为他坚持做俯卧撑，气主固摄功能增强了，气血就没有那么容易跑出来了。

俯卧撑就是开气户，开华盖，它专对气户、华盖、膻中这些胸中的要穴，胸腺一打开，恶病就下来。

老师治疗中风偏瘫、大便不利的病人，几乎都是用柴胡四逆散加火麻仁。火麻仁通六腑之燥坚，四逆散有柴胡止咳、开宣胸肺之气，偶尔还可以加点紫菀、苏叶、陈皮通宣理肺，达到排泄二便的效果。

老师的麻子仁粥里头，还放了陈皮、柴胡之类的药，十份的火麻仁配上一份的陈皮、柴胡之类的，柴胡贵一点，我们就多放陈皮。它是以皮走脾，肺主皮毛，陈皮就行胸肺之气，胸里头的痰浊就会被扫到大肠。痰又是油的，刚好起到润滑大便的作用。就是将痰浊扫到大肠，原本的病理产物又变成润滑油。

那些哮喘、痰多的，一般大便还不太好，用中医的苏子降气汤就能很快见到效果。一份苏叶、苏子，配上十份的火麻仁，就是治疗偏瘫后肠道蠕动无力、大便不行的特效药，也是郁闷、胸部胁肋痛的特效药。

中医治腹就是治胸，治胸就是治腹，这种整体观，天人合一观，在世界医学里也是走到前沿的。

"腹内肠鸣，下脘陷谷能平。"肠鸣，肚腹里头，咕咕在叫，偶尔叫一两下那是正常的肠蠕动之音。如果长时间蠕动亢奋，停不下来，那就是消化不良了。消化不良就要找胃了，下脘是走任脉的穴，陷谷是胃经的穴。

你看下是什么？是下气，下气汤非常重要。麻瑞亭的一首下气汤，治天下的病，灵活变化。黄元御《四圣心源》写到，"一手下气汤，愈天下之病"。浊阴只要往下走，人就健康长寿。

在西北的一些地方，人们发现天气干燥以后，骆驼、马、羊会早衰，大便拉不出，甚至会憋死。只要用上大黄，六腑一通，牛羊可以平均延寿好几年。只要偶尔给牛羊吃吃大黄水，就能够降浊。肠中无滓，可以长生，肠中无积，可以不意外伤亡，能够正常地尽其天年。

下脘的作用是让胃中的积滞往腑中走。腑脏的积滞应该往哪里走？往肛门走。通过下脘已经下来了，但还不够，我们还要再加一个陷谷。

陷谷是胃经的输穴，输主体重节痛，身体非常困重的就找陷谷。陷是陷阱，扑通一下掉下去，叫陷下去了，陷谷就是说所有的谷物扑通一下都陷下去了，所以陷谷是非常有利于排便的要穴。

下脘跟陷谷相配，就可以让六腑的浊物向下排的力量加强，加强以后肠鸣等消化不良的现象就没了。

有些人平时老放臭屁，放臭屁也是消化不良。治消化不良，你就先拍陷谷，再拍下脘，胃肠蠕动力加强，消化彻底，臭浊、臭屁就没了。

"胸胁支满何疗，章门不容细寻。"胸胁支满，觉得相互撑胀，是肝木克脾土的现象。这种饱撑的感觉，像整个胸有根棍子架在那里，是木克土。

有些人说胸闷，那就应该问问这种闷是整体闷闷的，还是觉得像被木棍戳？如果真的像被木棍戳，绷得紧紧的，一切脉，是弦脉，那这种一定是吃了压气饭了。

什么叫压气饭？生气吃饭，或者是饭后生了气。一般吃撑是饱胀的感觉，你再生气好像是被乱棍戳的感觉。这时吃保和丸没用，必须吃越鞠保和丸。同仁堂的越鞠保和丸里面有香附发散积郁，有川芎行气活血。

保和丸对小孩子的二十八种病效果都好，因为小孩的病多半是消化不良引起的。小孩子是童真之体，很少羁绊。但是成年人消化不良，一般还有心情不愉快。中老年人，上有老下有小，又要操劳一家之俗务杂务，所以每天动气千百回，这时消化不良，就要肝脾同治，取章门和不容。

章门是募穴，是脾脏的募穴。脾被肝打之后，就修复章门。章门、期门可以同用，是肝木克脾土。

不容属胃经。胸跟胃容不下气和食物了，要么是气饱了，要么是吃饱了，就选不容穴。就是说身体的容器已经容不了那么多东西，气得胸胀、肋胀，里面压力大。胃已经容不了它了，到处都有撑胀之感。只要情志里有消化不了的东西，就取不容。

"量小寻不容穴，心宽还需大包点"。就是说肚量小了，要取不容穴。脾之大络，大包这个穴位点下去，就可以提高"心包太虚，量周沙界"的能力。

章门、不容二穴配，可以疏肝止痛，健脾行气，对于压气饭，气食相结，成年人的斗闹都管用。人打架的时候都会有胸胁支满，捶胸顿足；吵架会有胸胁支满，气得胸口快要爆炸了，那就拍打章门、不容这两个地方。

"膈疼饮蓄难进，膻中巨阙便针。"膈是胸膈。饮蓄，是指水饮停住，多见于中老年人。

中老年人喝水后，水饮都停在胸脘部，下不去，心包有积液，就叫膈疼饮蓄。像蓄水池一样，这水分本来应该走膀胱的，但走不了，就停在胸脘。

中老年人喝的水就在胃脘这里，老是下不去，就应该迅速想到"膻中巨阙便针"，可以以指代针，在膻中穴点下去，放松。再点下巨阙穴，再放松。还可以搓膻中，反复地搓。

老师遇到过一个心包积液的病人，我让他搓膻中。他第二次来的时候就表示，以前吸气不顺，现在呼吸就顺畅了。

膻中是八会穴的气会，又是心包的募穴。巨阙，是心经的募穴。心经跟心包经两个募穴同时用，意味着心包的积液和胸腔的积水统统可以埋下去。募，埋也，意思是可以跟它往下走。两个穴位联用可以提高心肺动力，让水饮下去。所以，它们是强心的二要穴，是强壮心脏的。

募穴乃大力穴，可以强大心肌泵血的力量。血行则水行，血滞则水停。心肌力量一增大，停留的这些积水，就下去了。

大部分中老年人脚肿，循环不好，是因为心脏动力不够，心衰了，它泵不了那么远。静脉曲张、脚背肿、小腿沉重、腰酸、"水桶腰"都是心脏衰退的表现。

有的人肥胖为什么吃消脂的山楂减肥不管用？因为没有强心。心一收缩与舒张，会把身体的这些浊水挤出体外。就像我们拧毛巾一样，力量大的拧得干净，挂一两个小时就干了；力量小的，挂五个小时，挂半天，它还不干。

经方上面讲的，心包、胸膈里有积水积液，头晕目眩，怎么办？真武汤加人参，强大心生阳气以后，膈水排得更快意。

看"饮蓄"这两个字。水饮内停，痰浊痰饮，停住不放，通过强心可以去痰饮。心是阳光，饮蓄是阴邪，这个理论就是制阳光制心阳，达到消阴翳的效果，太阳一出来了，这些衣服就容易晒干。人的心脏，通过膻中、巨阙把它弄通以后，这水就下去得快。

"胸满更加噎塞，中府意舍所行。"噎塞是吞东西不利索，吞吐不利，严重的叫食管癌，轻的叫梅核气，再轻的叫慢性咽炎。

咽喉里头，觉得有东西堵在那里，胸膈又饱满。中医看到噎塞，不会轻易治咽喉。你看半夏厚朴汤，厚朴跑到哪里去了？跑到大肠去了，去宽肠。半夏呢，降胃。降胃宽肠，咽喉的堵物就下来了。

有些人的慢性咽炎是久坐出来的，只要大步走，咽炎自动就会好。

一个老师就是这样，她以前经常坐着上课，我说你站起来来回走。她说怕累。我说到操场上去，日行七千步。她的咽喉炎就靠这样走好了。什么原因呢？久坐了屁股的气就阻了，屁股的气阻塞以后，胸脘的气就阻塞，胸脘的气阻以后，咽喉的气就阻。一旦把屁股的气通过走路通开来，胸脘的气就开了，胸脘的气开了，咽喉的气也就开了。

你觉得一旦有人惹你生气，咽喉就觉得噎塞，总之讲话就是不够顺畅，你赶紧去冲刺，去跑步，一旦会阴打开，浊气就下去了。

咽喉如有炙脔，好像一块红烧肉堵在那里，卡在那里，吞吐不下。咽喉有个东西堵在那里，张仲景的半夏厚朴汤主之。

半夏半夏，哽在一半的，位于胸膈这里，可以让它下去。厚朴厚朴，腹中深厚，它扑通一下就掉下去了。

腹胀、腹痛用厚朴，胸闷、胸滞选枳实，胃脘有积滞选半夏。还有枳实、枳壳降上，半夏降中，厚朴降下，这可以联用的。

中府在手太阴肺经。先拍打中府，再配合拍打大椎、通天。通天去鼻内无闻之苦，中府疗胸中堵塞之病，大椎祛背后受凉之疾。这三拍叫作鼻三拍。治既生气被气到，胸闷堵塞，又受凉，颈肩酸痛，最后还因为疲劳导致鼻塞，鼻不利。

这三拍一只手就可以把它搞定了。经常做，可以解决人体通气量相关的问题。这三拍又叫打氧三拍。像金鱼缸的鱼沉闷缺氧，一旦打氧机打氧下去，它就活过来了。

有些人与其年老去用吸氧机，不如年轻的时候平时多拍打增氧三穴。中府一拍下去，胸中的肺活量就变大；大椎一拍下去，颈就往脑部供氧充足，头脑就灵活；通天一拍，整个鼻窍就开，通天去鼻内无闻之苦。

这个拍打一组合起来，是不可思议的，几乎所有的鼻炎病人，天天坚持五百到八百拍，半个月下来十有八九病症会大幅度减轻，甚至起到根治之效果。关键是要坚持拍，认真对待，不要三天打鱼两天晒网。

中府的"府"字有包容的意思，胸满就找中府。意舍是哪条经的穴？膀胱经。它跟脾俞相平。脾俞对的是意舍，脾主意。

哪种人会噎塞？伤心的人。伤心的人讲话是哽咽的。老师想到，古代噎嗝症就是食管癌，是很难治的病，吃不进东西，水谷不进食。用陷谷，用下脘都很难治，为什么呢？因为这两个穴只是负责搬运食物，不负责疗愈情志病。

患有食管癌的人，讲话断断续续，情志好像伤春悲秋。春天看到成双成对的蝴蝶，想到自己孤单一人，然后就伤心了；秋天看到落叶，想到人可能要走了，也伤心。看到外界好的伤心，不好的也伤心，噎塞了。

情志久悲伤不愈的噎塞，我们就选脾俞跟意舍，脾主意。为什么脾主意，要选意舍呢？思伤什么？思伤脾。一般心思细腻过度的人，都是不坚强的，脆弱的。意志力坚强的，都大大咧咧，音声洪亮，豪气冲天。

脾主意，建议脾俞跟意舍同用，增强意志力，就可以缓解他的思虑过度。思虑过度，愁肠百结的人，都是脾出了问题。一愁肠百结，肠打结了，咽喉就噎塞，东西吞吐不利；胸满，又噎塞，通过点按中府、意舍就可以治好了。

"胸膈停留瘀血，肾俞巨髎宜征。"胸膈有瘀血，会引起烦躁，但欲漱水不欲咽。如果喝水时，漱两口就吐出来，是身体有瘀血。瘀血本来是一种压力，一渴本来想喝水，但水又喝不下，那只能吐掉。

胸膈停留瘀血，用血府逐瘀汤。但欲漱水不欲咽，你看他有这个动作，血府逐瘀汤，百发百效。

巨髎配肾俞。肾俞是膀胱经的穴位，是肾的背俞穴。为什么会选择肾俞？中医认为久病入络，久病及肾，穷必及肾。肾可以生精，精是血的动力，精足以后，精兵强壮，战斗力就很强大，就可以将瘀血送走。

比如身体有瘀血，用活血的药如鸡血藤、当归，效果不理想，那赶紧加熟地、肉苁蓉，补一补精，推动血的功能就增强，这叫精血学说，通过补精达到活血的效果。

我们以前碰到一些顽固的痰饮，二陈汤化不了，立马加熟地、当归、肉苁蓉，这些老年人的老痰就化掉了，补精以后血会行得很快。血行则水行，痰饮就会跑得快。对尺脉比较微弱的，用这一招挺管用，用肾俞是考虑到治根治本。

巨髎在胃经上，巨髎是巨大的骨孔。髎是骨孔，小孔是小漏，大孔则是大漏。

现代人都喜欢把下水道换成大孔径的，因为用小孔的下水道很容易堵。换大的，巨髎，巨孔，这些瘀浊就排得快，肾俞配巨髎可以强精活血通气，可以治疗胸膈瘀血。

配穴集锦

1. 平时无事常生闷气，胁肋疼痛，取气户、华盖。

2. 肥胖，肚子胀，取下脘、陷谷。

3. 生气得不得了，要打人，取章门、不容。

4. 悲忧到极处甚至想哭，取中府、意舍。

5. 膈疼饮蓄难进，有痰饮，取膻中、巨阙。

6. 跌打有瘀血，局部刺痛，取肾俞、巨髎。

第15讲 胸满项强、背连腰痛

胸满项强，神藏璇玑已试。

背连腰痛，白环委中曾经。

"胸满项强，神藏璇玑已试。"项就是脖子，在后面。神藏在肾经，璇玑在任脉。璇玑、神藏，就在戴项链这一圈的周围。假如你不知道神藏、璇玑的位置，你就按项链附近那一圈的穴位，而且你自己的拇指按下去又开你的井穴，井主心下满，开井穴，心下满就没了。

胸满项强为何用神藏、璇玑？你看神藏，带"神"的穴位，胸廓乃清虚之地。神藏的地方必定是很清静的，所以神藏这个穴位代表清静，这是个能让心清静的穴位。

《黄帝内经》讲，"静则神藏，躁则消亡"。这个地方是可以让胸清静的。

璇玑呢？璇玑像珠子，北斗七星，圆珠可以旋转，非常灵活。所以神藏主胸满，璇玑主项强。

如果后面颈强，就要取陶道，前面讲过陶道就是做陶瓷的大转盘，转起来好灵活。

陶道可以让颈部灵活，璇玑可以让项部灵活。久按璇玑可以缓解双下巴，久按陶道可以缓解让颈部转动不利索的富贵包。

双下巴导致项部不灵活，所以一般双下巴的人有肝包油的表现，很容易有痛风，因为湿浊都往下掉到肝肾上了。富贵包容易导致心脏病，督背大椎乃阳气所在，阳气被痰油裹住了，就像心包油一样。老师见到富贵包（在颈部有一团肉），就知道他心包油了；如果看到双下巴，就知道他肝包油了。

有一个卖水果的阿叔，一直有双下巴，气喘吁吁的。我让他常去揉天突这个地方，然后再点按璇玑。本来他脖子不灵活，转头都难，在我的指导下，他在卖水果之余，没有人来闲着时就点点，现在转头很灵活，双下巴明显也小了，他说连晚上打呼噜声都没有了。

大家也可以按这两个地方，有助于呼吸。晚上呼吸不利，就常按这两个地方，璇玑能够开关滑利，神藏可以让胸膈清虚。

"背连腰痛，白环委中曾经。"背部连着腰部疼痛，用白环、委中。白环、委中在哪条经上？在膀胱经上。

不要以为膀胱经只主腰痛，"颈肩腰背膀胱经"。颈痛取白环、委中；肩痛取白环、委中；背痛取白环、委中；腰痛，也取白环、委中，总之膀胱经上的，后背伤了，都可用白环、委中。

高营养的物质一般成絮状的，像白色的光环，骨髓油，一环环的，叫白环，是补骨髓油的。白色的一般是精，可以环周不休，流行不止。

白环可以沟通任督二脉，有助于气血循环。带"环"的穴流通上下左右，像圈一样，环周不休，流行不止。

背连腰痛，背到腰那地方气血不通，可以用白环。

委中呢，"腰背委中求"。

我们练拳时，双方格斗，对方一拳过来，你一闪过去一脚扫到他委中，对方立马倒下去。点到委中穴，快准狠，虽不会伤到他，但能立马让他跌扑到地上。委中穴处一点，可以让整个人都萎下去，所以叫委中。同时，它可以让中焦痿弱得到振奋，中焦就是脾胃。

昨天有个人过来看病，他说他胃下垂。我说胃下垂取委中。胃就是中焦中土，胃就像那袋子一样垂落下来了，胃萎了，我们点按委中，胃就可以撑起来。

委中这个地方，正对应胃的小弯。胃的大弯对应的是膝盖外面，胃经的梁丘、阳陵泉就是胃的大弯，所以胃的大弯疼痛，找梁丘、阳陵泉。胃的小弯，有些人一痛起来，缩得像刺猬一样，就找委中，一点就可以让身体重新舒展开来。

白环、委中，可以治疗背痛腰痛。痛的身体都"萎缩"了，整个人缩得像一个刺猬一样在这里打哆嗦、抽搐，就取白环、委中。

白环穴配委中穴，对于治疗背连腰痛是相当好的配对。

配穴集锦

1. 胸胁满闷，颈项强直，取神藏、璇玑。

2. 后背连着腰疼痛，取白环、委中。

脊强、目瞤

> 脊强兮，水道筋缩。
>
> 目瞤兮，颧髎大迎。

"脊强兮，水道筋缩。"脊柱强直，针刺点按水道、筋缩二穴，可恢复正常左右旋转、上下弯腰点头的功能。为何选择这两个穴？我们先解析一下脊强病。

脊强，脊柱强硬，有五大原因，让脊柱变得僵硬了，难以转动。

第一，受寒。

夏天时手很灵活，一到冬天就僵硬了，因为手受凉受寒了。受凉受寒有两方面：一方面是因为外面的寒冷，另一方面是因为里面的寒冷。

比如吹空调、出汗以后手放在水里是外面受寒。汗水不干，冷水莫沾。汗孔大开时，还去洗冷水，把毛孔闭住了，这个不行。

还有在疲劳的时候不要去洗冷水，强壮的时候掉到水里都没事，疲劳的时候一洗就生病。

有一个病人是开超市的，进货回来又搬货，每天要反复洗很多次手，因为常年劳累的时候用凉水洗手，他后来浑身僵硬，脊柱难以转侧。我让他赶紧买小柴胡汤，发汗解表后身体才好过来。

这个叫寒水入体，脊柱强硬。俗话说"欺山莫欺水"，不要小看水柔弱，体虚的时候别轻易去碰凉水，否则伤寒入骨，很危险。

伤寒入骨，就会脊强；伤寒入皮入肉，就会肢体酸疼；伤寒入筋，就会屈伸不利；伤寒入脉，就会疼痛。

吃冰饮、凉水是里面受寒。冰饮在肚子里，贴在胃、肚子后面的就是脊柱，所以凉水一到肚子下面，子宫受寒收缩，就会痛经；后背脊柱骨受寒发凉，背心就发凉，脊强，转腰就不利索；胃一受寒收缩，胃口就不好。

脊强的一大原因就是受寒。脊强必须用温法。十二正经脉配奇经八脉，阳气最足的是哪条脉？是督脉。所以脊强，首先要选督脉上面的穴。

督脉上面有一个穴位，你一点按一艾灸，它就伸展，是哪个穴？筋缩。

阳气不够的时候，在背后筋缩这个穴位进行艾灸或点按，它就会像橡皮筋一样会慢慢地伸张。

第二，纵欲伤精。

现在青少年的脊强病越来越多。好多人熬夜透支身体，还有纵欲精气流失，总而言之，消耗太大了，身体里面耗空就干瘪了。我们形容精气饱满的叫圆润，精气一旦消失就叫干瘪，干就是僵硬，瘪就是筋缩、萎缩。

这时候需要找滋水涵木的穴——水道，补水之道，它在胃经上。胃乃多气多血之经，水道可以壮水，让道路通畅，把胃里水液送到脊柱骨，四肢皆禀气于胃，脊柱骨的营养也来源于胃。

筋缩配水道，筋缩管先天之元阳，水道管后天之水谷，先天后天互配，解决了精元亏空又受凉受寒的问题。相当于麻黄附子细辛汤。

附子可以温中暖胃，温暖下元；麻黄、细辛可以穿筋透骨，发骨头里的寒水，把它宣发出体外。腰凉背凉的，麻黄附子细辛汤让它从骨髓里头得阳气，则筋柔。

筋柔百病消，筋长一寸，寿延十年，这个汤方是延命的汤方。人老就老在筋上，老在脊柱萎缩，老在督脉变狭窄。水道、筋缩能够疏通督脉，延年益寿。

第三，懒，不爱运动。

经常用的剪刀很灵活，一段时间不用，剪刀的铆钉连接处变涩了，打开也很辛苦，合上也很辛苦。人的关节强硬，转动幅度变小了，是因为不爱活动了。"动一动，少生一身病痛；懒一懒，多喝药一碗"，所以人不能懒。

在龙山的时候，有一个强直性脊柱炎的小伙子几乎没法弯腰。如果有人喊他，他会整个人转过来，不可以像我们可以脚不动，很轻松地把腰扭过来，往后瞧。

八段锦里"五劳七伤往后瞧"这一招就是对付脊强的，可以修复劳伤。五劳七伤之后，脊柱会强硬，无法像以前那样可以一下子回头。

强直性脊柱炎不是什么大不了的事，年轻人得病，尤其是第一次得的，很好治。如果已经变成"老油条"了，又不爱努力了，变懒了，那真的没救了。

脊强，老师可以开给你"补骨油"，像取水道、筋缩两个穴位。水道相当于壮水的六味地黄丸；筋缩在督脉，督主元阳，相当于附子、肉桂。

水道、筋缩两个穴位就是肉桂、附子加六味地黄丸，就是培元固本的金匮肾气丸，又叫肾气丸，八味肾气丸。

熟地，壮水之主，唯水道之领先。附子，暖元阳之首，乃筋缩的主力。

我没有秘方，就是金匮肾气丸，让他天天吃，吃完以后去爬行。一爬行，下面水道就扭动了，上面筋缩就行走了。我原本预计要三个月才会好转，没想到他两个月就好了。

治病就要治这种敢做敢练的。病人来时心情郁闷到极点，工作都辞掉了，没法干了，到时候生活不能自理，还拖累家人。而他走的时候却自信满满。这是一个成功的案例。

练爬行的时候手臂很辛苦，但是脊柱却最轻松。

一般傲慢的人，非常容易生气动怒。把自己的血库、血油都怒没了，筋就萎缩了。有的人一天生好几次气，膝盖都会痛，这是为什么？膝盖油都被气没了，这是一种筋缩的表现。所以我们取水道、筋缩，水道加油，筋缩灭火。为什么水道能给脊柱骨关节点润滑油，因为它属阳明胃经，是提供气血、补水的。筋缩是督脉的，属阳，主动，使脊柱关节活动幅度变大。筋缩这个地方，撞背的时候一定要经常撞。俯卧撑就一定要练到水道，水道没有跟地面相互拍打，那种俯卧撑不标准。水道要跟地面在拍打，扑通扑通。这两个练习都做标准了，脊柱不再强硬，人就活得很舒坦。

第四，吃撑了。

吃撑了怎么会脊强？人吃的最饱的时候，就是反应力最低的时候。长期饱食饱撑，就会大腹便便了，相应的脊柱骨也会变僵硬。

有一个人天天饱食过度，搞得腰部湿重，脊柱压力很大，转都转不动，更别说干活了，就起身拿下一东西，都觉得很辛苦。我们用苓桂术甘汤，除掉腰部的湿，再加腰三药，壮他的腰部。

苓桂术甘汤就是水道。其实苓桂术甘汤或者肾着汤两个都可以，方子是大同小异的，一个偏重于腰，一个偏重于肚腹和胸。茯苓、白术、桂枝、甘草作用于胸腹。如果干姜、甘草多就是偏重于肚腹、腰。

把肚子里头这些暴饮的水饮油脂给化掉，排尿和排便量增多一倍，腰就会立马感觉轻松了，人也感觉年轻了，这就是水道，排掉水和多余的水气。然后再加腰三药，即大茴香、补骨脂、杜仲。杜仲就是筋缩，壮骨强筋的，专门治筋萎缩的。

他第二次来复诊时症状就好多了，以前穿鞋都觉得很辛苦，现在轻松了，转腰也舒服了，上楼梯也不那么笨重了。

我们常说"病人不忌嘴，忙坏大夫腿"。七分饱是延命方。不论吃多健康，多无公害的食物，如果肆无忌惮地饱撑，脊柱骨就容易变得强硬。

第五，长期害怕。

人害怕了会怎样？会抖。还有一吓就傻了，一吓气就止住了，止住了就变僵硬了。一受惊吓，整个人就僵硬了，好久都缓不过神来。

恐伤肾，肾主督脉脊骨。督脉脊骨的精油被吓走了，就会两肾亏虚。

有些病人没有拿到检查报告单时像正常人一样，一拿到检查报告单，整个人饭也吃不下，脊柱骨僵硬，身体动不了，怔住，严重的就像植物人一样。

反复受惊吓的人群，我们叫"吓破胆"。胆主春生之木，木不条达了，剩下的是躯壳，没有灵魂。

以前有一个中年人，离婚之后得了抑郁症，后来又得了强直性脊柱炎。整个人魂不守舍，食之无味。然后医生建议他朝服补中益气丸，夜服金匮肾气丸，吃了三个多月，脊柱骨就好过来了。

这是因为补中益气丸可以补气血，肾气丸可以主治恐惧、惊吓。

如果你身边有人很容易就受到惊吓，让他朝服补中益气丸，夜服金匮肾气丸，吃几盒下去，就没那么害怕了。

水道，在人体的腹面，在阴面。筋缩在阳面，在后背。两穴阴阳相配，前后相配。

桂枝汤，桂枝、生姜，温阳，是筋缩；大枣、芍药，芍药壮肝水，大枣补脾水，是水道。甘草调和四肢，所以桂枝汤就可以治疗强直性脊柱炎。

强直性脊柱炎，如果是颈部强一点，用颈三药；如果头部很僵硬，用羌活、防风、白芷，也就是头三药；如果后背很僵硬，背部麻麻的，板结的，用乌药、威灵仙。

有些人说，胃脘部很僵硬，觉得吃下去食物老不化，可用桔梗、菖蒲、厚朴。桔梗开气到胸中，菖蒲开心悦志，厚朴把浊气放到肠胃中去。腰部很板结，那就用大茴香、补骨脂、杜仲。

腹部很冷冷痛，女孩子不爱运动的常有这种情况，用小茴香与木香，把这两个打成粉，就是肚冷散。敷肚脐也管用。

刚才讲了脊强的五大原因，其中还有一条，是从所有原因里总结出来的，就是心念。

心念的刚强会引起关节骨节的强硬，这一条就不是药物能医了。对于这种，药物的作用和穴道的作用都是很微弱的，所以老师不把它放到五大原因里。

要对付心念刚强，必须读诗书，习礼仪，必须要起恭敬心，生仰慕念。

水道、筋缩两个穴位可以治整条脊柱相关的问题。如手指麻，好像跟水道、筋缩没关系，殊不知手由肘关节所控，肘关节是肩关节所控，肩关节是脊柱所管。水道、筋缩，再配合肩井、曲池、腕骨，手麻就能解除。

有人说"不是脊柱问题，我脚抽筋"，脚抽筋的话一定源于中枢，腰背脊柱，我们就取水道、筋缩，再配合筋会、阳陵泉，筋缩要穴承山、承筋，那么脚抽筋的现象就解除了。

脑血管硬化也可取水道、筋缩。硬化就是老化，如果硬化了，就不能伸缩了。筋缩是一个能屈能伸的穴。当血管变得阳气饱满，能伸能缩的时候，就不硬化了。水道令管内通畅，筋缩让血管的管壁能伸能缩。

水道、筋缩是治疗动脉硬化的特效二要穴。

古人讲"人老老在血管上"，现代人也发现衰老的标志是看血管硬化，血管没弹力，硬得像老化的水管，就是功能退化了。

老师讲了脊强五因，就是老化五因：伤寒、纵欲伤精、懒惰、吃撑饱食、恐惧害怕。

"脊强兮，水道筋缩"，也就是"老化兮，水道筋缩"。

一个人出现面上多斑、皱纹多、白头发多等老化表现，取水道、筋缩。

"瞤兮，颧髎大迎。"颧髎在小肠经，主消化。大迎在胃经，主受纳消化。受纳消化，就是脾功能，就是土。

怎么眼睛瞤动，要找土经上面的穴位？目瞤动是风动之象，有风才会摇。肝又开窍于目，目在那里不断地动，是风之象。

那为什么不取风池、风府，不取攒竹，靠近目带风的穴位？如果是突然间目跳动了，就取这个风池、风府、攒竹，可以止突然跳动。但如果瞤动是长期的，像中风偏瘫的，长期肌肉缓缓地瞤动，瞤像虫在游，在蠕动一样，这是慢性的。

急性风动要平肝息风，像高血压，突然间急性的眼睛在颤抖。慢性风动就要培土固木，像平时树木松了摇来摇去，要赶紧往根上面培土把它踩紧。就选小肠经里头靠近眼睛的颧髎，胃经中主整个头面问题的大迎，这两个就是土。

《黄帝内经》有句话讲，"厥阴不治，求之阳明"。风木停不住，就要治脾胃。

颧髎配大迎，就可以培土固木，相当于四君子汤加灶心土。

《名医传》中讲到，钱乙发现皇子的眼睛在抽动，手也动，难倒众多太医，用尽一切息风止痉的药都止不住。

他开了一剂药，灶心土，让皇子吃土，用四君子汤配合灶心土，一暖脾胃居然好了，所以被封为儿科圣手。他用的理论就是，土虚则木摇，土实则木牢，土虚了人就会抖。

老年人手抖，是脾弱了，赶紧让他吃参苓白术散、附子理中丸或四君子汤。吃了以后，他的手就没有那么抖了，一培土它就不抖了，治老化病。

颧髎补小肠，大迎补胃，补胃肠的就是四君子、六君子。颧髎、大迎，就相当于四君子、六君子，也可以说是理中汤或者附子理中汤。

颧髎和大迎是两个治疗目睛瞤动的要穴。颧髎，髎是髎孔，是可以点润气血的孔隙；大迎是胃经的，胃经是多气多血之经，血足气旺。用两个穴位就可以将气血补进双目。

目瞤动的两大原因，第一，无风不动；第二，无虚不动。

有人说，最近怎么眼皮老是在跳？古人常讲的眼皮跳，一个就是紧张，一个就是疲劳。疲劳就取颧髎，紧张就取大迎。大迎配膻中，紧张感消除得会更快。

配穴集锦

1. 水道、筋缩，可以治整条脊柱相关的问题。

2. 脑血管硬化也可取水道、筋缩。

3. 颧髎配大迎，可以培土固木，是治疗目睛瞤动的要穴。

痉病、脐风

> 痉病非颅息而不愈。
>
> 脐风须然谷而易醒。

"痉病非颅息而不愈。"什么叫痉？是抽、拘挛。痉病，有些人中风以后手攥得紧紧的，有些人是抖而不能放松，有些人是头在摇，不由自主地在摇。

颅息属于哪条经？属少阳胆经，绕耳朵的颅息，就是说，你点下去，让你开快车的大脑安息下来。

有些人焦虑了，偏头痛或者老抓耳挠腮，解决不了，白发从耳边生出来，这个就是长期颅脑停不下来造成的，就要常按颅息和颅息周围的穴位。睡前多按这些穴位还可以治失眠。

如果车子停到车库里头，却没有熄火，那么车整晚都在耗油。颅脑也是，颅息就是让颅脑熄火，暂时休息，第二天起来再重新点火。

想夜间不做怪梦，抽动的梦，害怕的梦，就点按颅息，有利于精神的放松。

颅息有助于颅脑"呼吸"，颅息一按，你就会加深呼吸。一个人紧张的时候，你会叫他做深呼吸。像上课要背书的时候，心怦怦跳，好紧张，怎么办？赶紧深呼吸。要上台演讲的时候紧张怎么办？赶紧深呼吸。做深呼吸，人就会放松很多。

颅脑抽动，人就紧张不安。按颅息就加深呼吸，如果觉得呼吸深度还不够时，继续按下面的太溪，这时气就吸得更长，吸得更长就会消除紧张感。

颅息就是深呼吸，深呼吸为补，为放松之穴，颅息还可以抗颅脑老化。为什么这样讲？你看帕金森的人走路会颤颤巍巍的，抖就是痉病，"痉"通"滞"，痉病非颅息而不愈。

气血滞塞了会抖，脑里经络硬，血过不去。一按颅息，就是给颅脑送空气，送元气。一按它就是提醒脾胃供点能量上来，肝胆在外面也要送点米粮上来，肾也要送一点上来。按颅息，提醒五脏六腑都要往上面送气血，气乃续命芝，精乃延年药。

颅息这个穴位能够让脑袋充满气血，那健忘就减少了，痴呆就少了，老化就减轻了，帕金森症就会缓解很多。

"脐风，须然谷而易醒。"脐风有"七日风"之说，新生儿出生七日以内，肚脐处若用凉的剪刀、生锈的剪刀剪断脐带，那这个地方破伤风，孩子就会抽动。还有"四六风"之说，为什么叫四六风？一般是出生第四天与第六天发生。

《针灸甲乙经》上面讲"小儿脐风，口不开，善惊，然谷主之"。

从《针灸甲乙经》到《百症赋》，这种传承是百年传承，治小儿脐风最好的穴位就是然谷。

小儿脐风，先是发热，严重的会抽风，然后嘴就动，两眼睛就上吊。

我们治这种风，要治热，治热就取然谷。为什么取肾经的荥穴？肾主胞胎，没有哪个穴位能比肾经上的荥穴更能清脐风，脐风是先天风。

我们碰到一些颅脑出血、损伤的，也用然谷。因为肾主骨生髓，其华上供到大脑，大脑骨髓出现了伤病，震荡，我们就选下面的然谷。然谷穴，肾经的荥穴。荥主身热，身热了就躁动，越躁动越生风。只要将热一平掉，风就没有根基了，就被抽掉了，这叫釜底抽薪之法，抽风于下。

老师留心观察过一些自然现象，比如小风可以把蜡烛吹灭，一口气就把蜡烛吹灭了；但是用嘴去吹灶炉门口会怎么样？越吹火越大。台风这样的大风去吹山林大火，大火跑得比车还快，那风飕飕的越过去，火苗达到数十丈高。老师借此现象研究得知，人有时候就是缺一股风气。

有人说，附子理中丸吃后身体还不热，还是一片寒水，那要加什么？加"鼓风机"，吃完附子理中丸要深蹲，深蹲就是开然谷。深蹲下去，然谷的力量最雄，熊熊大火把谷物炼化掉，大便自动就成形了。

不妨一天深蹲三百下，再配合附子理中丸，本来一天吃三次，你只吃一次，大便也能成形了。你想简单点也可以，用附子理中丸加点风药，比如苍术、羌活，大便也立马成形了。

以前我不理解余老师碰到很多个月大便不成形的病人，怎么在辨证方里加苍术、羌活或者独活。现在理解了，苍术引到脾胃，羌活、独活往脾胃里头鼓风，风一鼓进去，哪怕是湿柴，配上这个风，都会烧成灰，这个是造风运动。

然谷一刺一按，可以提高身体燃烧的火力，可以提高风火。风火力一提，脐风就被燃烧掉了。所以你不要学了然谷，只会治脑震荡和小儿脐风。

凡消化不良的、热极生风的、肝阳上亢的、身体抖动的，取然谷，可以将谷物燃烧彻底，因为它是风火相加。

本来肾经的穴，都带有命门阳火，加然谷熊熊大火燃起来，是带风的。

金刚腿就是开然谷的一踢。然谷、太冲同开，然谷穴周围有太冲穴，那就是冲锋了，风气流很急，很快。然谷穴可以散风，可以调气、清热，可以开窍。

脐风肯定是孩子的窍不开，神昏，昏迷，那就要开窍。井穴、荥穴大多能开窍，在肾经上面取井穴、荥穴就可以开病入骨髓的窍闭神昏，神不导气。

有些小儿脐风是眼睛往上吊的，然谷要配丝竹空。《针灸甲乙经》上说，"小儿脐风目上插，刺丝竹空主之"。小儿肚脐风，目上插，像筷子一样往上插，然谷要配丝竹空。

老师是如何看脐风的？脐风就是正邪交争的产物。但凡正邪操戈打架，取然谷穴，刀兵归库，天下息戒，戎马倥偬、相互打斗的现象就可以平息下来。然谷是真人之息在踝的一个要穴。

配穴集锦

1. 颅息就是深呼吸，深呼吸为补，是为放松之穴。

2. 颅息还可以抗颅脑老化。

3. 凡消化不良的、热极生风的、肝阳上亢的、身体抖动的，均可取然谷。

4. 有些小儿脐风是眼睛往上吊的，取然谷配丝竹空。

腋肿、腿疼

委阳天池，腋肿针而速散。

后溪环跳，腿疼刺而即轻。

"委阳天池，腋肿针而速散。"委阳，在膀胱经的大角弯，它与委中相平，委中在腘窝，这个地方管中焦痿弱，如胃下垂、腰没劲。

委阳，是特定穴，是三焦的下合穴。三焦是管水的。三焦者，决渎之官，水道出焉，使水排得很畅快，它就是水道系统。

积水、积液，寻膀胱经。膀胱经上面又有这个三焦的下合穴，它同时行三焦运输排泄之功能，属于膀胱经上面的三焦俞，三焦下合穴，通身上下的水都从这里合下来排走了，委阳主水湿水液。

天池，是心包经的。天池在哪里？在腋下，以周围局部取穴，治疗腋肿。

腋下肿胀，我们选择天池配委阳。水停留的地方叫池，天是高处，天池管高处的积液，比如脑积液、鼻腔积液、脖子积液、心包积液、胸腔积液、肺积液、腋下积液，总之就是有囊泡一样的水积在那里，天池就可以管。

为什么要配合委阳？凡带"阳"的制阳光，阳虚则水停，阳化则水行。委阳可以助阳化气，三焦经的水能动一定是阳气在推动。就是说有积水是已经没后劲了，停在那里，没动力了。

我们如何让低处的水到高处去？加阳气，就是加抽水泵，它有动力，一抽水就上去了，或者像打井一样，一有阳气就把水从井底打到上面来了。

行阳靠的是阳气行水液，委阳这个穴位是阳气非常足的。你看人走路，必须用到膝盖，委阳、委中就在膝盖周围。人老的时候，膝盖难以动弹的时候，就是阳气衰微的时候。

委阳是暖阳的，它一暖过去，可以让天池的水蒸腾，腋部的这些肿就化散了，所以这相当于是什么汤方？

委阳在三焦经上，就相当于白术茯苓汤，能化三焦水湿。茯苓走三焦水，白术给动力。白术壮肌力，使之不痿。

天池在心包经上，相当于桂枝汤，可以强心，可以排掉水液，让心脏有力量，可以把水液喷出去。

委阳配天池相当于苓桂术甘汤，主上半身水液，阳虚水停。水停就用茯苓、白术，阳虚就用桂枝、甘草。

"委阳天池，阳虚水停，针而速散"。

有个孩子不断流清鼻涕，我跟家长说先拍腋下和膝盖，拍三天。膝盖就是委阳，腋下就是天池。一天才拍半个小时，清鼻涕就收住了。为什么？流清鼻涕，诸病水液，澄沏清冷，皆属于寒，阳虚则外寒。阳虚再加上水停，那么取委阳扶阳，取天池化水液。天池强心，委阳排水液，相辅相成，相得益彰。

又有一个人，老是流口水，睡醒以后口水流得满枕头都是。我问他是不是经常吃冰饮？他说是的。

以冰水来代白开水解渴，胃吃凉了，吃伤了，睡醒后就流口水，水果都不能碰了。注意到"委阳天池，阳虚水停速散"。这两个穴每天拍半个小时口水就收了，这招叫腋窝拍和膝盖拍。

学会了拍腋窝拍膝盖，知道背后的机理吗？腋窝能够让你向上举，膝盖能够让你的水下行。向上举，阳升，相当于桂枝、甘草；向下行，阴降，相当于茯苓、白术，可以将阴水转输到膀胱去。

张仲景在《伤寒论》中描述了用苓桂术甘汤的一系列适用症状：眩晕、支饮、口苦目眩、癫痫、晕头转脑、帕金森表现，以及脑部有积液，还有身体有囊肿等。

有个肝囊肿的人过来看病，囊肿说明肝脏动力不够，水排不走，那么还是用腋下拍。肝有邪，其气留两腋。那不就是拍天池吗？可以疏通肝气。它是水液，水液归肾所管，肾是水利部官员。肾有邪，其气留于两腘。腘就是腘窝，就是膝弯子。两窝一拍，水液就下来了。

勤拍这两个地方，身体长囊肿的机会就减少了，或者令其不长，或者令其缩小，把水湿给挤掉。

八九十岁的老年人脚肿的非常多，腿沉重，为什么腿沉重？因为有湿，凡是腿脚沉重走不动的，就两个原因：如果从邪气来看，它是湿邪为患，如果从正气来说是阳气虚少。

腿沉重就是阳虚水停。可以拍委阳、天池，拍的声音要响亮，把肌肉拍得热辣辣的，均属于阳，所以拍下去就行水助阳了。

阳气已经虚瘘了，像日落西山，然后水都漫起来了，涨起来了。那我用委阳、天池就把你制服，这两个穴位是治疗心脏病的要穴。心脏病叫水气淋心。阳虚水停后期的，心怦怦跳，一吃冰凉东西的时候，心脏就在颤，感觉紧张。

昨天过来一个大叔，他说心脏莫名其妙地紧张，怦怦地跳，我说这是阳虚，水寒射心，像拿水枪朝你身上一射，你就打哆嗦，就害怕，心就跳。这时只有壮心阳，委阳壮阳，天池排水，两个搭配，阳虚水停而速散。

"后溪环跳，腿疼刺而即轻。"后溪是通督脉的，掌中有一条横纹，横纹的尽端处就是后溪。就像少林武僧练劈砖功夫，用的就是这个后溪劲，督脉很硬的时候，一鼓作气就劈开了。

后溪在掌横纹上。掌横纹将手掌分为天地，掌横纹以上是胸，是天，掌横纹以下是肚腹，是地。所以拍鱼际对增强肠胃消化功能非常有用。

拍掌横纹以上，对心脏非常好。后溪可以通整条膈，所以打嗝时，针后溪可以止嗝。

胸膈里面停痰留饮太多了，咳嗽连声，哮喘，就取后溪这个地方。平时咳得厉害的话，后溪敲劳宫。不要空心拍掌，这样拍来拍去是掌面之间受力。你就用后溪敲劳宫，或用后溪敲合谷，来来回回敲。

如果后溪敲环跳以捶代针，这一招下去，坐骨神经压痛、腿痛、膝关节痛，总之下半身的一切痛，就减轻了。这一招叫空心捶，敲了后溪、环跳之后，身体慢慢地血气活了，整个人就可以振作起来了。

后溪，是补气血的，相当于四君子汤和四物汤，也就是八珍汤。

环跳，环就是流通，跳就是过去了，流通了，气血就过去了，能够带动带跳的，一般是风药，相当于羌活、独活、秦艽、防风之类的。

环跳在胆经上，胆是风木，行气的，把风药配合补气药，风药配八珍汤，还有杜仲、川断、桑寄生都配上，就相当于后溪督脉通于腰颈，风药配补肝肾，强筋骨，补气血，那是独活寄生汤。

独活是祛风的，腰以下用独活，腰以上用羌活。

独活就是环跳，寄生就是后溪。桑寄生，像树的一条督脉延续上去，可以吸收营养，分达各个主干。还有大把的补气血的，像熟地、人参、白术、甘草、当归这些都相当于后溪，在加强后面的流量，腰颈部的气血。

后溪补充精气血，环跳疏通一切脉道，行气血。

有一种酸麻就是因为长期下蹲。年轻人，腿酸麻了，一般都是气血不通，那就取环跳。老年人腿疼腿麻，需要多点气血，就取后溪。后溪是补，平时搓后溪，补气血，补肝肾，补督脉。平时拍打敲打环跳穴，行气血。

后溪配环跳，补气血再加行气血，就不是简单治腿疼了，还可以治手疼、闭经。

我曾经听到一个妇女说，她月经不来，拍血海，吃了独活寄生丸，小腹痛和腰痛好了，月经也来了，说稀里糊涂地就把病治好了。

我认为不是稀里糊涂，稀里糊涂是因为她不知道里面的道理。风湿关节科的药，可以用来治月经不调的病，它的医理在哪里？在补气血，通经络，这点是共通的。

风湿痹症就是气血不足和气血闭阻。月经不来，闭住了，也是气血不足和气血不通，病机相通就可以相用。智者看到相同的病机，愚者看到不同的病相。

为什么妇科医生学通了一科，就通了很多科，用一个逍遥散可以治天下病？逍遥散不仅治妇人月经不调，还可以治抑郁症，因为凡病皆郁。

配穴集锦

1. 委阳配天池，治阳虚水停，针而速散。

2. 胸膈里面停痰留饮太多了，咳嗽连声，哮喘，取后溪。如果平时咳得厉害，后溪敲劳宫。

3. 后溪敲环跳，可能减少下半身的一切疼痛。

4. 后溪配环跳，补气血再加行气血，不只治腿疼，还可以治手疼、闭经。

梦魇、发狂

梦魇不宁，厉兑相谐于隐白。

发狂奔走，上脘同起于神门。

"魇不宁，厉兑对相谐于隐白。"做噩梦，突然间惊醒过来，心怦怦跳好像要跳出胸口，不能安宁，夜卧不宁，神思恍惚，那就取厉兑和隐白两个穴位相配，可以清心化痰，安神定志，那是什么机理？

我们首先看梦是属于哪个器官在主导？是心和脑，日有所思夜有所梦，是心思的问题，心脑的问题。中医认为梦魇就是梦到了非常讨厌的东西，你看魇字，厌鬼，是非常讨厌可怕的，让你不安的各类现象。

现在我们来解，为何用厉兑、隐白这两个穴？

首先，怪病多由痰作祟。往往做噩梦的人，胸口有一团痰，这个痰可以有形，也可以无形，蒙蔽在心上，心包油。好像有东西要捉心，所以白天神志不安，晚上神志不宁。

痰生于脾胃，所以我们要找脾胃的经络，在脾胃经能治心下满和心下多痰浊的，是井穴。

脾经的井穴是隐白。隐白在足大趾的内侧指甲边 0.1 厘米处。厉兑是胃经的井穴，在足第二趾的外侧指甲边 0.1 厘米处。它们是脾胃经的井穴，"井主心下满"，心下被痰浊堆满，被瘀血堆满，就开脾胃经的井穴。

更重要的是，厉兑和隐白在脚尖，中医认为十宣的指尖通大脑。如果大脑气火上炎，双目上吊，要中风，那我们就十宣放血，可以放气，上面的一般是气。

如果是痰浊攻上咽喉，音声都发不出来，痰浊为患，我们就选择脚下的井穴厉兑和隐白，可以降痰浊。

指尖、脚尖、脑尖，它们是人体三尖。当然还有耳尖、指尖、肘尖，身体的这些尖，可以释放颅脑的压力。

你看做噩梦是不是脑子压力很大？醒来之后长长地舒一口气，还好是做梦。紧张的时候这个脑神经都快崩溃了，厉兑配隐白。

厉兑这个穴位可以这样解：厉有厉鬼、厉气之意，让人觉得可怕。兑有门户之意，厉气从此门户排出体外，导入地下。所以说厉兑，就是把厉鬼挤掉。打赤脚走路可以按摩厉兑穴，对做噩梦的治疗效果好。

隐白是十三鬼穴中的鬼垒，这个地方是防止鬼邪的。各种怪病，这里一针下去可以驱除心惊胆战。古人把"白"看作什么？如果是好事，如喜事，叫红事；丧事叫白事，是沮丧之事，让人悲哭，害怕的事。怕字是"心白"，人一被吓，心都变白了。心本来是红的，跳得很好，心一变白了，脸色煞白，嘴唇无华。你看做噩梦的状态，醒来以后像贫血一样，嘴唇都没有血色。隐白就是把这些你害怕的现象给隐没掉，然后嘴唇就呈现出血色了。

隐白的反义词是什么？显红，白对红，隐对显。把苍白的色隐掉了，显示出鲜红的状态。所以唇甲无华，惨白惨白的，你不妨吃归脾丸，血气一归脾，这些白就没有了。

隐白还有一个很重要的作用，治白带量多或者崩漏。血都漏出来，嘴唇发白或者白带下漏，拿艾火一灸隐白穴就转红。脾经得阳气则能固，脾统血。

有一个乡医碰到妇人崩漏打算送往医院急诊。他说，先不要急，艾灸她的隐白穴，灸完之后，脾得阳气，则能统血，阳能摄阴，子宫就收住，崩漏就停住了。自此以后，妇人常灸隐白穴，崩漏就没有发生过了。所以崩中漏血，隐白一穴，是可以临时应急的。

那么我们如何用好厉兑跟隐白？

不可能每个人过来，你都问有没有做噩梦。做噩梦是一种外象，内象就是心中害怕。这句歌赋，我会这样讲，"患得患失，厉兑相谐于隐白"。

人要能得失看淡。一旦患得患失，怕这怕那，他的抵抗力就下降，就会反复感冒。

老师去年暑假连续治好十一例过敏性鼻炎都是用一招踮趾桩。

普通人站桩是整个脚掌都贴在地面，我们是两个脚趾头贴在门槛上。你看两个趾头一贴上去，就是厉兑、隐白。

过敏性鼻炎者，天天早上站十五分钟踮趾桩，站上去一练稳定性，二练力量。站踮趾桩还可以助脾胃健运，助脾胃消纳。厉兑穴一受力，胃受纳就快，隐白穴一用力，脾健运就快。所以用这两个脚趾站桩，没有用三个脚趾的。练完以后吃早餐，那是三口并作两口的。他们的父母都反映以前是盯着他们才吃饭，现在很快自己就吃完饭了。

晚上做噩梦的，回去就站踮趾桩，站到发抖都不要紧。身体发抖时，身体的浊阴就不断地往下走。厉兑和隐白是克服害怕、对治抵抗力下降的两大要穴。你看人害怕了，像肾没有根一样，恐伤肾。

一个人做噩梦的时候，眼皮会跳动很快，身体在床上翻来覆去，是害怕之状。好像恶风吹过来，要拔树倒屋一样。

一站踮趾桩，人像铁钉一样钉下去，善钻研。你不妨练一段时间，会发现以前费脑力、你不太想做的事情，现在做起来轻松多了，因为你有钻研的精神。

老师想到香港地区的一个朋友。他说，他们流行一种健身方法，是把脚尖踮起来，把手举高。他说，天天练，练了一个月后，平时心烦缭绕的感觉没了，晚上做噩梦的现象也没了。

老师想到，我们站蹋趾桩应该叫根深蒂固功法，是真正的根深蒂固。你看站完以后，脚是暖的、热的，吸气很深，吸到肚脐，吸到膝盖。吸到肚脐，则小腹不冷；吸到膝盖，则膝盖不寒；吸到脚跟，则没有跟骨骨刺；吸到脚趾尖、指头尖，则面色红扑扑。身体有力量，大脑也灵活。

"发狂奔走，上脘同起于神门。"狂躁时登高而歌、弃衣而走，冲到山顶上或者跑到房顶上，到那里唱歌，把衣服脱了、甩了四处走，这叫发狂奔走。它是神志的问题。神志为痰浊所扰，所以发狂奔走。痰浊扰神志，发狂是怪病，所以既要清心宁神，也要祛痰降浊。

人热之极则为火。像钻木钻到极处了，热到极处了，就冒烟生火了。

火之极为狂。你看一个人火到极致了，他肯定丧失理智，手舞足蹈。所以癫狂梦醒汤这些治癫狂的汤方，大多含有大黄。大黄用来干什么？泻六腑，以泻代清。所有的清热药都在清热，唯独大黄，是以泻代清。

一般的清热是往炉灶里头泼水，来让它凉下来；而大黄是把炉灶下面的炭灰全部铲掉，让它自动凉下来。

胃里面的火气是最旺的，最容易烧到胃脘。胃有上脘、中脘、下脘三个穴位。上脘在任脉，上脘这地方是治胃火从下面往上烧。上脘就相当于大黄，清胃脘的热。"六经实热，总清阳明胃"，胃是多气多血的，所以把它清服了，这个热就不会传到心里。

心里头还有多余的烦呢，我们就取心经的神门。神门可以清心，上脘就可以清胃，神门是清心汤，上脘是清胃汤，心胃同治可以治发狂奔走。

以前治狂躁，我们都会用含有芒硝的汤方。张锡纯医案上面记载，有些狂躁的病人不吃药，那么就可以在菜里给他加点芒硝。每天就吃一点点，神不知鬼不觉，吃了十来天以后，大便排得很快，心火都下来了，因为芒硝清胃肠，心胃又相连，芒硝就清心清胃肠了。就是说同时下手治胃跟治心，将心胃的热一往肠胃撤，这个狂动之象就止了。

一个人发狂了，中医先给他吃泻药，以泻代清，他的大脑就会清醒很多，就不燥了。一般狂人的大便是干硬的，脾气也是僵硬的。因为他一狂，大脑就火，火一着，身体肠胃的水就全部上来去救火了，肠胃就干了，大便一定是硬的，这时我们就要用芒硝和大黄，芒硝可以碎大便，软大便；大黄可以推陈出新，荡涤六腑，和调五脏。

狂是脑子失控，所以烦躁、长期失眠。失眠的时候心思狂越，像一匹烈马不听你的话，心思炽烈炽热的时候，停不下来。你看老师如何转换这句歌赋——"心思狂越，上脘同起于神门"。

贪欲很重，心如平原烈马，易放难收，那你就取上脘，上主心肺，脘就是胃脘，往下走，再配神门。所以上脘配神门能治疗顽固的失眠，心意识，脑子老想一件事情，像陀螺一样在转。

有事没事就搓搓手腕神门穴，可以清心除烦。

老师为什么要叫你们练俯卧撑？俯卧撑有五大好处。

第一，肺活量变大了。肺活量变大，就有体力，可以保持你有体力做事情。

第二，开胸轮。膻中穴开，心胸能容。多做俯卧撑，达到一定程度，你会发现以前容不了的东西你能容了，以前容不了的人，容不了的物，你现在都看得顺眼了，是你自己的格局在变化。

第三，开四关。做俯卧撑的时候，就是在开四关，脚跟手，"寒热痹痛，开四关而已"。假如你有一些痛症，做多俯卧撑以后，痛症就减轻了。因为你的耐痛力加强了，并且开四关以后通达经八脉。

第四，提升耐力。俯卧撑你做十个八个叫平常，坚持一天加一个提高你的耐力。肾主耐力，所以做俯卧撑能提高肾固精的能力。

第五，就是这句歌赋了，"梦魇不宁，厉兑相谐于隐白"。它相当于站蹈趾桩，让足蹈趾跟二趾相谐，紧紧地相扣。我们做俯卧撑，撑起来的时候是手腕在受力，手腕就是原穴，原穴可以补虚。手腕上面有好多穴，大陵、神门都在这里。身体一碰到地，是哪个地方到地的？是膻中，还有上脘。

俯卧撑这个动作就是开上脘、神门的，可以让你在焦急的环境与生活节奏里，内心获得安宁。

人一旦做俯卧撑开上脘跟神门，平日的焦虑感就减轻了，但是你每天不要少于一百个。你可以分十次做、九次做、八次做。最后居然分三次做就完成了，分两次做就完成了，甚至一次做完成了，你的身体就已经被改造了。

配穴集锦

1. 厉兑、隐白，是克服害怕、对治抵抗力下降的两大要穴。

2. 上脘配神门，可治疗顽固性失眠。

3. 有事没事就搓搓手腕神门穴，可以清心除烦。

第 20 讲　惊悸怔忡、反张悲哭

> 惊悸怔忡，取阳交解溪勿误。
>
> 反张悲哭，仗天冲大横须精。

"惊悸怔忡，取阳交解溪勿误。"心中惊恐不安，像惊弓之鸟。惊悸怔忡之心，心慌跳，像要跳出胸口。

阳交是胆经的，在外膝，外膝刚好是阳交于阴之处，膝在中间，膝的上面叫阳，膝的下面叫阴，所以这里对应胸膈。

为什么胆病取阳陵泉？胆就在胸膈，一个人只要有胆囊结石、胆囊炎、胆囊壁毛糙，或者胸膈痛、胃痛，就是中间这条膈出了问题，我们就找中间，膝盖就是腿的中间。

人的胸膈有很多隔膜，很丰富，因为它要将下面肠胃与上面的呼吸分隔开来。而人体膝盖也有很多筋膜，隔住小腿和大腿。以隔治膈，这个地方可以治打嗝。

你如果实在不懂穴位，那也不要紧，那你就拍膝盖周围，顺便不断地搓。

有一个胁肋痛的老阿婆，她老是揉膝盖。我说你不要只揉这一点，你要整块来揉。即便不懂得什么叫合穴，但整块地揉，也全部在你的"打击范围"。

　　像扫地，真的近视了，已经看不清地板哪里有脏垢，不要紧，从屋内往屋外扫，每一角落都不要落下。

　　揉完以后肋不痛了，膝盖也不凉了，所以这个就是以中治中。

　　阳交在侧面，这里对应胸肋，胸肋里头胀痛得不能动，那你不要动胸肋，动阳交。阳交一压下去，好疼，那可能是有胆囊炎，严重的话可能有胆结石，因为它是胆道的阳性反应点。

　　阳交跟阳陵泉两个穴，都是降胆胃的，相当于四逆散、温胆汤。

　　解溪呢？是胃经的，一解这些溪水就下去了。古人把气血比喻成溪、河、江、水、川。

　　解溪就是系鞋带这里，常搓，腿脚就不会冰凉。气血从经脉这里全部分下去。

　　老师观察所有的经脉，从上往下先收到一个点上去，这个点又再放开来，这个点很重要，点穴就要找这个点。这像什么呢？梳头的时候把所有的头发用一条橡皮筋绑住，绑的那个节点就很重要。绑住的那里就像把所有的气血收到一处，然后后面的头发再散开来。在绑的那个节点，它既可以通前面的头发又可以通后面的头发。你在后面拨弄某一根头发不一定能够通到前面，但是在绑的这个点不断地拨动，那前面的头发也通，后面的头发也通。

　　一般这种穴道非常重要，分布在腕关节、踝关节、膝关节、肘关节、肩关节、髋关节、颈关节。

　　所以实在懒了，你觉得运动锻炼有些浪费时间，你就取这七个关节拍打，加上掐揉。如果没有时间做一小时，那用十五分钟就够了，把它搓红，就可以达到以一打十的效果。这是百忙中偷闲来锻炼身体又有效率的好办法，这叫治节，真正的治节。

　　阳交、解溪，其实就是降胆胃，阳气往下面交下去，归到百川。

　　降胆胃，怎么就不惊悸怔忡了？

　　中医认为木生火，所以胆就可以过到心来。火生土，心就可以下到胃去。

这个如果搞通了，你的中焦问题几乎已经进入大道了。

中医的五行学说，整体观就是照查病根，见病知源，能够查其病源，所以能够应针取效。

我们治心脏病，一般会针胆经的阳交，胃经的解溪。惊悸怔忡，也可以取阳交、解溪。

阳交一按，胆的生发之气就到心里面来了，木生火。你看这心火不够了，饭煮不熟，丢两把柴进去，把火调大一点。木生火，加点稻草进去，火又大了，心脏就感觉舒服了。

发现心跳得太厉害了，心的能量不稳定，我们就让它过到胃这里来，按足三里或者解溪，让火生土。

实则泻其子，让解溪的水往下走。有些人一气肝木横逆到心这里来，心慌心跳，他真的不知道该怎么办。这时赶紧按解溪，立马四两拨千斤，把气转到胃里去，胃的动力加强，就消化食物了。

五行学说在老师看来是五种能量在相互转变，只要转变出问题，人就出问题。

爱生气的人为什么会容易得心脏病？因为他的气转到心上去之后，他没学拍打，没学穴位，不知道从心里头再把它转到脚下去。

你看会练太极的，七八个人推不动他。虽说他们力量大，但也不至于力量大到能扛七八个人的力量。其实太极的诀窍在于将外来的力量通过身体的架构把力转到地下去了。

勃然大怒，怒气攻心的，也是按转化的思路来治，很凶猛的力量过来，肝气冲胸，逼向你的心脏，应将其立马转到腰，从脚下面泻走。

"厥阴不治，求之阳明"。厥阴就是肝，肝气冲胸，犯心，惊悸，心跳个不停，心律不齐，脉结代，心动悸，赶紧求之于阳明。你看炙甘草汤里头为什么有火麻仁？润滑你的阳明，润六腑之燥坚。这个逆气一过来，我立马点心油，然后再润六腑，使你的大便排润一点。凡是有心脏病的，只要大便很顺、快、很准时，他的心脏就没大事。大便一出问题，心脏就转不动了，心脏有压力不能够交给胃，那就麻烦了。这在中医看来是心胃病。《病因赋》讲九种心痛，痛在胃脘。为什么叫痛在胃脘？就是说不能够心胃相连，不能够将火转到土里去。

你看我们烧火烧得好大，窑里烧得红红透透的，这时不要让热量散掉了，赶紧把红薯放下面，赶紧埋土，让火能归到土中，它就能够保能量。

边干活边讲话，会导致心脏病。火如果不通过紧闭扣住，就没法暖好胃。消化不好了，就会心肌缺血，心肌缺血久了，人就病了。

你要背熟阴阳五行，熟了你就很有信心，而且会发现中医很有趣。用治胆的药方四逆散居然可以调心脏病、心律不齐。我们用此方治的病例太多了，连续大半个月心律不齐的，四逆散再加二陈汤一吃，怎么心律就齐了？

这里没有一味药是治心律不齐的，我都是治胆和胃，四逆散就是阳交，让阴阳交通顺畅。

二陈汤就是解溪，二陈汤降阳明，是降胃第一方。所有陈土陈渣都沉淀下去，叫二陈，它不单指陈皮、半夏。《六陈歌》讲："枳壳、陈皮、半夏齐，麻黄、狼毒及茱萸，六般之药宜陈久，入药方知奏效奇。"

有一些中药陈久一点更好，为什么？陈，代表沉降。

你看，与年迈的人在一起，你觉得心特别静。老和尚、老道长，心浮气躁的人跟他们坐在一起，交流一个晚上，比吃安神定志药还管用，他会跟你讲人生得失，让你淡定、沉淀。

相反，有些人太死气沉沉了，他就需要吃点青皮，为什么？青皮就是愣头青，里面圆圆的，青青的，色青，吃下去能破气。

脾气太着急了，就用点陈皮。老师用陈皮，可以化解着急。

四逆散配二陈汤就是"惊悸怔忡，取阳交解溪勿误"，阳交跟解溪就是疗愈惊悸怔忡的。

惊悸症状本是心的问题，阳交让胆气能够过心，木能够生火，心火就旺了。

火如果太亢了，心太紧张了，那赶紧按解溪，解除心的紧张火烫之感。所以睡不着觉，心砰砰砰砰跳，乱如奔马，取解溪点按。

中医治心病不治心经，要治胆胃经，就是暴饮暴食以后会吃出心脏病，我们就用温胆汤配合四逆散。

温胆汤是降胆胃的，二陈汤加枳实、竹茹，枳实、竹茹破胸锤，能够疏肝利胆。竹茹色青，晒过以后变黄，转青色的肝胆之气入黄土，疏肝利胆。

二陈汤就是解溪，降胃。枳实、竹茹就是阳交，利胆。解溪、阳交这两个穴还有一个奇效，对治恐惧症。惊弓之鸟，就取解溪、阳交。看到检查报告吓得腿抖，就取阳交，腿一旦有阳气了就不抖了。心很紧张，就用解溪，把紧张感给解放了。

惊悸怔忡不单是心脏病，还包括各种让你害怕，以及担忧的人和事，此时就取阳交、解溪。把这两个穴位拍的啪啪作响，你就不怕了。

别小看我们每天早上的第一件事，练俯卧撑和虎爪。指卧撑，开井穴，人就不会有心胸烦闷；掌卧撑开输穴，人就不会有湿气；拳卧撑开荥穴，人就不会发热。三开练完以后，手就红涨，有力量，那你全天都心胸开阔。

拍打为什么能对治心脏病？因为心脏病其实就是心肌少血。如果心脏的气血充足满贯，即使真的出现一些组织的障碍，靠血也可以修复它。我们轻轻拍内关，拍到本来凉的变热了，白的变红，你就成功了。

"反张悲哭，仗天冲大横须精。"什么叫反张？角弓反张，就是整个人扭曲或者中风，身体像弓箭被反拉过来了。为什么会中风呢？风在身体内横冲直撞。

反张指反过来的，反叛。那悲哭是什么？反张以后气血能量不足，脸上看不到笑脸，哭哭啼啼。

为什么会反张悲哭，因为身体的经脉气乱，气横冲直撞。

横冲取是哪个穴？横取大横，冲取天冲。

天冲是胆经的，在偏头。有时候，我们不一定能够精确指出穴位的位置，但是它的大致部位你要知道，天冲在偏头。肝胆风木已经冲上大脑，叫天冲。

大横在哪里？在肚子上。

晚上拍天冲，人就不会那么冲动；拍大横，人就不会太蛮横。一般，冲动且蛮不讲理的人，中风的可能性更大。

横冲直撞就是反张悲哭之源，所以做事情总是跌跌撞撞的，就多了中风的风险。走路让不了别人的，很霸气地在中间走的，横冲直撞的，取大横、天冲。

反张悲哭，反是反过来，张是弦硬，天冲可以缓解。

大横是脾经的。悲哭，是哪条经在作怪？悲跟哭，悲乃肺之音，哭泣，是肺所管，肺没能力了才哭。没能量了，我们要向哪里取？向脾，土生金。

大横就像一个发横财的人，这个地方穴力很足。"马无夜草不肥，人无横财不富，"这就是大横穴，非常富裕的穴。

凡是穴名带"大"和"太"字的，都是能量大穴。大陵，能量大穴。太比大还多一点，太阳原穴。选择"太"的穴去按，身体会越来越大气，格局会越来越大。

大横就是身体里头发"横财"的一个穴，能量源源不断往外发的，大横穴一旦气足，悲哭就少了。

孩子哭，你就说不要紧，不要紧，这一块钱拿去买糖，他立马就笑了。发钱给他，能量一足他就不哭了。发能量给肺，肺就不哭了。

一个人到更年期了，喜悲伤欲哭，因为她天癸绝，地道不通，形坏而无子。就是说她经水已经干枯了，形坏无子就是说没有生育能力了，枯竭了，身体自发地出现悲哀之状。没人惹她，她也会暗自流泪，这是自发的。所以要多关心、多关照更年期妇女，多安慰她。

治悲哭还可以用甘麦大枣汤。甘是甘草，麦是浮小麦，大枣是红枣。一般果实放几个月就完全干透了，而大枣放一年两年掰开来，里面还是柔润的。若要身体好，煮粥加大枣。

　　大横就是甘麦大枣汤，可缓解悲哭之相。天冲就是柴胡解痉汤、柴胡温胆汤，可以解痉。这两个穴位就是横冲直撞二要穴。一个人咬牙切齿，很愤怒，横冲直撞蛮不讲理，就取天冲、大横，二穴效果互补，按摩和拍打都有效，针下去效果更好。

配穴集锦

　　1. 惊悸怔忡不单是心脏病，还包括各种让你害怕，以及担忧的人和事，此时就取阳交、解溪。

　　2. 横冲直撞是反张悲哭之源。天冲、大横就是治横冲直撞的两个要穴。

癫痫、发热

> 癫疾必身柱本神之令。
>
> 发热仗少冲曲池之津。

"癫疾必身柱本神之令。"身柱在督脉。唯有督脉中间最大,像顶梁柱,国之梁柱,身体的柱石。本神在胆经。带"神"字的,都治疗神志问题。我们看癫痫发作的时候有什么特点?突发的,一抽动,整个人扑通一下就倒地了。倒地的过程像大楼坍塌一样,是因为柱子顶不住了。

我们要去取癫疾这个象,这叫身柱倾倒。身柱倾倒了,我们就选身体的身柱,这个穴可以正身柱。身柱还是连接身体躯干跟颅脑的桥梁,所以人昏沉的时候,拍身柱之后颅脑就不会缺氧。据说癫痫是人烦闷,空气含氧量不够,焦急、紧张引起身体缺氧以后,颅脑缺氧,神经元异常放电所致,如果把颅脑里的氧气补充足够,也就可以缓解癫痫的发作。

昨天有个患癫痫的大叔过来,他说以前一年要发作五次的,来找我们看病拿了药方,吃了几十付药,现在一年发作一次。他来找我们想把这一次也去掉。那我们的歌赋条文立马派上用场了,"颠疾必身柱本神之令。"除了癫还有痫。"风痫常发,神道须还心俞宁。"身柱、本神、神道、心俞这四个穴就可以用来对付这种快要发作,将要发作的癫痫。

平时为了防止癫痫发作，可以常拍癫痫的要穴——申脉、照海，在踝关节尖下面。所以我们拍内踝、外踝，就可以缓解人体紧张抽动之象。平时多按摩这两个地方，小孩儿癫痫就会减少发作次数。这两个地方对应人体的颈脖，常拍这两个穴位，人的颈脖就会供血足够，供血够了颅脑就不会缺氧，不缺氧怎么会抽搐呢？

老师想到这点的时候，立马就联想到癫痫也相当于是人在做一个噩梦，癫痫一发作整个人像变了个人一样，"梦魇不宁，厉兑相谐于隐白"。厉兑穴在足二趾，隐白穴在足大踇趾，所以我们站踇趾桩，像跳芭蕾舞那样，用两个踇趾，站在石条上、门槛上或者楼梯、台阶上，天天练习十五至三十分钟，普通的癫痫会越来越不需要依赖药物治疗，发作次数会越来越少。因为站久以后，可以将脑子深处的痰给气化掉。

中医治癫痫不是控制不抽，而是治病的根。人的大脑深层次有一块寒痰消不掉，随着人生气、饮食不节、喝酒，它就会暴涨起来。寒浊暴涨起来后大脑的压力变大，就会发生抽搐。我们如何把大脑的这块痰浊化掉，中医叫温阳、行阳、通阳，阳气一足冰山都可以化掉。那些健康长寿的老人，平时都懂得练抖劲，身体一抖，浑身的水湿就散开来，就可以均匀气血。

身柱在后背，是可以治鼻炎的。把这个地方每天拍得红扑扑，鼻子就开了。

老师是通过一个人的生活状态来判断一个人的亚健康状况，手不能提，肩不能挑，做一些小事就唉声叹气，无事常生烦恼，容易的事情都讲得很困难，这就是亚健康，就是筋脉不通畅。你不需要去看其他的，究竟是视力减退，还是胃口不好，还是腰酸，这些都是外相。真正的实质是碰到小事情就烦，不想去做了，累了，困了，觉得精力不济了——亚健康。这个时候就应该开始着手对治了。有人说中医慢，我说中医快，快在你病还没有成形它就可以对治。救火要救那个烟头小火，不要等到引发了森林大火再去灭，《百症赋》教我们救"小火"。

我们学校以前有一个学生容易发癫痫。体育老师是个明眼人，发现这个学生奇怪，跟常人的坐姿不一样，身体是歪的，他站着时身体也是歪的。体育老师说，叫他站洪拳的大马桩。马要大，桩要低，脊柱要正，通过正形体，后来他一次癫痫也没有发作过。正身柱，身柱通畅了，脑也就懒得去抽了，脑只有没氧没气了才会抽。

人饿了，手会发抖。那脑饿了呢？首先就是记忆力减退，反应力也下降变低了。这件事以前明明做得了的，怎么现在就不行了？其实就是大脑缺气、缺血、缺氧。这时赶紧休息，站桩，站大马桩就可以打通经脉，让大脑源源不断地接受气血的供养。思多气血伤，寡欲精神爽。只要控制好，气血充足，那么这个癫痫发作的次数就会减少。

这有点像工厂里的工人怠工，一般有两个原因：一是工人受委屈了，二是工资不够。我们通过正身柱，使脊柱不受压迫，不委屈，然后身体站桩拔节，让气血、气氧能够供上大脑，给大脑不断地发"工资"，大脑就会正常工作。我们把癫痫看作大脑在罢工，这样就很好理解了。

再看本神，可以对治神志的病。你看人突然倒地，神志障碍，昏迷了，不认识人了，倒地就找身柱，叫"倒身柱"；神志昏不识人，那就"找本神"。身柱、本神这两个穴位就是对付癫痫的。平时多拍胆经能神清气爽，多拍督脉可治虎背熊腰，这两条就可以对付癫疾。

癫疾不一定是指癫痫，还有一种说法，癫还可理解为巅顶，人体的巅顶在颅脑。也就是说，颅脑癫疾，都可以找身柱、本神。

只要气血供不够的头脑的病，就选身柱、本神。身柱像柱子一样把身体的气血供到上面去，相当于供气血系统。像北方的供暖系统，你家在十二层楼都不要紧，只要楼底下有一套供暖系统，一直供上十二层楼，那你在楼上也可以暖洋洋地快乐生活。这套供暖系统就是身柱。

本神居住在大脑，心和脑两个地方是一体的。一个人不精神了，找本神；神色不定了，找本神；视力减退了，是颅脑的问题，那我们就身柱加本神。

面斑、耳朵失聪、掉头发都是癫疾。常扣刺，常拍打身柱、本神，气血就会上来。我们解歌赋，歌要往大处发，赋往深处挖。跟我们解穴一样，要往大处发，往深处挖。不能说我读的是癫疾，如果不是癫疾，就不会用这两个穴。

本神是可以行令的，主控制。所以人失控就找带"神"字的穴。癫痫不就是失控吗？发脾气，也可以找神门。身柱、本神可以治疗小儿多动症。脑供血足了，这神的管控能力强了，就不会轻易受到干扰和躁动。

在老师看来，有两种人是很厉害的：一种是发号施令的，一种是能受命的。即一种能令，一种能受命。能令就是可以带领人做事情，能发号施令；能受命就是有令下来我可以把它做好。这样的团队就比较兴旺。

"发热仗少冲曲池之津。"对于各种发热的状况，比如上火，我们就取少冲、曲池。少冲是少阴心经的井穴。一般发热了心里都是烦的，所以取井穴。各种热火会扰心，心主火，一旦烦热，心烦气热。取心经的井穴，井主心下满，心下的烦满就会减轻。

曲池走阳明大肠经，大肠者大畅也，大肠是六腑，曲池是大肠经的什么穴？是合穴，合主六腑，"身体有热，六腑排"，可以退六腑之热。曲池在人体的弯曲之处，肘弯。带"池"字的穴位能清热，感冒发热，必选曲池。少冲跟曲池二穴联合，大有清热退火之效果，又可以滋阴潜阳。

我们做一个形象的比喻，一辆车能够发出冲动力的是发动机引擎。少冲能让冲动力减少，叫少冲，就是说能让火气熄下来。影片中，人在紧张的时候，喜欢搓搓小指头，紧张感就缓解了。少冲可以缓解这些微紧张；如果是大紧张，就要搓太冲；如果是中等程度紧张，就搓中冲。

发热，一般刚开始不是发火，用少冲就行了。而发火就不是少冲能搞定的了，发火那就要取太冲。热是火之渐。先热，再火。少冲灭烟头火，太冲灭火炉火。

曲池像一辆车的水箱。我们有一次坐面包车，坐在前面的时候，发现下面滚烫？司机说，水箱忘了加水了，赶紧开去加水，一加水就不那么热了。

水箱的水减少了，水少则火旺，阴虚则阳亢。曲池是增液的，滋阴的，润六腑的，它能够让水液、水池之水来救火。城门失火，就要到池塘去取水来救，曲池就是以池水来救热火。

这两个穴怎么使用？选择心经跟大肠经，心火可以下交于肠腑，"脏邪还腑"。这两个穴不但治感冒发热，还可以治扁桃体发炎、慢性咽炎等，带"炎"字的病症，平时都可以按少冲、曲池这两个穴位。

曲池穴怎么按的效果最好？如果想要清火，曲池穴一定要举起来按，把池端起来往下倒。咽喉上火，要让曲池高过大脑，来灭颅脑以下所有炎症的火。

有一招叫运动诊法。下午或者晚上，你们会看到几个阿姨，她们走路时会举高手臂，这是导引吐纳之法，这样走走肩周炎就好了。她们也不知道是什么原因，只知道就这样举手走了以后晚上失眠、烦躁就没有了，这样走以后咽喉沙哑也好了。

老师来解一释一下：这一招举手上来，就可以引曲池之水浇五脏之火。阳溪、阳池这些水全部会归到曲池，一归到曲池，我们再一拍打这个池水就溢下来，可以浇灭中耳炎、口角炎、口腔溃疡、过敏性鼻炎、眼角膜炎、中耳炎、咽喉炎。

八段锦一共八个招式，有两个招式都要举手。"两手托天理三焦"，厉害在哪里？一托天，像招财罗汉一样，一举手财水就下来。这招托天理三焦，有些人一托就放下来，没效果；一托三分钟再放下来的，有小效果；一托五分钟放下来的，有中效果；一托八分钟放下来了，有大效果。一天的心烦气躁，因这八分钟可以消失得无影无踪。

有些人得了乳腺炎、乳腺小叶增生，也可以通过举手治好。你在肋稍微有点郁闷、有点胀的时候就举。郁乃火之渐，肝郁就化火了。如果在郁闷的时候就"托天理三焦"，既疏肝解郁，也引水救火。你学了穴位才知道，原来双手往上托，不但理三焦，而且还引曲池之水救五脏之火。

八段锦还有一招叫"调理脾胃须单举"。这招更厉害，来来回回的，往上下打，就是开天辟地，水往下面滋润。曲池一放下去蓄满水了，我们再把它举上来，又放水下来滋润。水倒完了，再放下来，它又去蓄水了。就像在井一边，把桶放在井里面把水打上来浇灌，用完了再放下去打水上来，来回地放，那就绵绵不绝。这样你将有取之不尽、用之不竭的消炎药、滋阴药，而且还没有副作用。

天天早上做"两手托天理三焦""调理脾胃须单举"，引曲池之水来润五脏之干燥，早上练个十分钟就会神清气爽，也不会再口干舌燥、心烦气扰、心急气败、急火攻心了。

这一招就是专门对治现代人像"热锅上的蚂蚁"的这种活法（快生活节奏引起的后遗症）。你看开车，快到一定程度车就发热了，速度越来越快它就着火了。人生活节奏快到一定程度，脏腑里面就会发热，怎么办？取少冲、曲池。

配穴集锦

1. 头脑癫疾，可寻身柱、本神。

2. 平时多拍胆经能神清气爽，多拍督脉可治虎背熊腰。

3. 身柱、本神，可以治疗小儿多动。

4. 少冲配曲池，既有清热退火之效果，又可以滋阴潜阳。

5. 少冲可以缓解微紧张。如果是大紧张，就要搓太冲；如果是中等程度紧张，就搓中冲。

岁热时行、风痫常发

岁热时行，陶道复求肺俞理。

风痫常发，神道须还心俞宁。

"岁热时行，陶道复求肺俞理。"什么叫岁热时行？时行就是时下流行，流行性感冒、流行性腮腺炎、流行性眼角膜炎……这种一流行一大片，大家都有的，叫岁热时行。流行性的温热病应该取什么穴？取陶道跟肺俞二穴，它们是可以标本兼治的。

陶道在督脉，它是制陶瓷的托盘，我们往后面一拍就拍到陶道穴。陶道周围有一个带风的穴位，叫风门，陶道一旋转它就有风。

陶道是转动之象，风门是流通之象，陶道这个穴位在督脉，督脉为阳脉之海，可以让阳热旋转起来。陶道穴像一个风扇，它是风扇穴。人很热的时候开窗，开风扇，按陶道就是开风扇，按膺窗、天窗、耳门、听宫、听会就是开窗户，这些穴位都是退热的，把热邪给退掉。陶道能够将身体的热散出去。

陶道、大椎一拍，五官的炎症就减下来了。因为炎症就是发热，身体局部热或者整体热，总之就是热，热的时候我们就用风来对流。夏天外面热，我们的桥底洞就是洞天福地，坐下来就清凉了，为什么？水一对流就会起风，一起风就能够将热给带走。陶道就能够起风将热带走，就是人体的风扇，专门安装在颅脑下面，及时把颅脑产生的热散出去。

有些人喜欢露背，一受凉，陶道、大椎紧闭，就麻烦了。就好像吹风扇的那个口被塞住了，出风口一封，等下电脑就滚烫了。

小孩发热了，用捏脊法，陶道跟大椎一捏，开汗孔，马上热就退下来。热到极处人会闷，只要把门打开，心就释放了，"闷"字把门去掉，心就自由了。我们只要将陶道、风门通开来，风扇吹，门一打开，就不闷热了。后面的风门配前面的膺窗，空气对流了。

膺窗乳中延乳根，不容承满及梁门，关门太乙滑肉门。用膺窗将前面心胸的窗口的热退掉，再打开后门，就是风门，门跟窗一打开，脏腑就不郁热了。你觉得门窗打开了还热，那就再拍一拍陶道，风扇打开，就不觉得热了。

虽说是"岁热时行"，但不单是流感，平时的热也可以这样处理，陶道是风扇穴，退热穴。

那肺俞呢？肺主治节。岁热时行，岁是什么？春季春温，秋季秋燥，逢到节气就出现特殊病变。有时候天气特别闷的时候胃口不好，天气闷的时候，病就来了；天气凉的时候，冷燥的时候，秋燥病就来了；天天持续下雨，又出大太阳，湿热就来了。这些跟着岁月推移，与时间、季节、环境有关的关节病变，肺都管，为什么？肺主治节，治节不是简单的治理调节，还指非常吻合二十四节气变化的病，要找肺。因为节气变化首先出现反应的就是皮毛，所以我们只要把肺管好了，就管好了皮毛。

你发现在二十四节气交替前后，人们生病或不舒服的状态特别多。像你开摩托车，从一挡换到二挡，换挡的时候那个车会卡顿一下，那个时候就容易出问题。有些老人在"换挡"的时候，换季的时间，从冬至到夏至的时候心脏多会有风险。

肺主治节，所以平时碰到二十四节气，要想心脏病少发，问题少出现，哮喘病少发，就要多拍肺俞。肺俞就可以理顺这种交节病变、节气病变。

王清任的血府逐瘀通窍活血系列中，活血化瘀法有一个重要的作用，就是专门治疗交节病变。

老师以前碰到一例患鼻炎的，他说他的鼻炎不是常年发作，就是春天发作，其他季节还好。交节病变，血府逐瘀汤加鼻三药。元宵节前后吃了三五剂，整个春天鼻炎都没有发作，第二年也没有事了。鼻三药为：苍耳子、辛夷花、白芷，或者加一点薄荷，就是苍耳子散，就相当于疗肺俞。苍耳子通督脉，辛夷花像花一样，可以把鼻窍打开来。白芷、薄荷都是开皮毛、开孔的。肺俞、陶道这两个穴位是对治和预防瘟疫的。伸起手来往后一拍，不需要别人帮忙都可以拍到。

前几年，在公园、单位、学校里很流行撞背功，我看好多人练得不标准，所以没有得到大收益。他们只得到了点小利益，没有达到那种改变气貌的效果。

天气一变化，人的身体就容易不舒服。如果你是练功的人，即使感冒，身体也不会特别不舒服，反而在燃烧身体多余的病气。练功的人，他是病一次身体更强壮一次。不练功的人，病一次，吃一些消炎药，变成多痰，最后身体变得更差。功夫高强的人，越打越会打；功夫低下的人，被欺负两下就弱了，从此见人皆怕。

有人说他怎么一年要感冒十次八次，这边鼻炎刚好了，那边中耳炎又发了，中耳炎刚好，乳腺炎又发了。总之，连绵不断的，各种小病症，一波未平一波又起，很郁闷。此时，取陶道、肺俞。陶道可以把邪气吹走，肺主治节，可以制服通身的关节。所以天气变化，关节痛，不是感冒，也可以用陶道跟肺俞。

肺有一个重要作用，"诸气膹郁，皆属于肺"。《黄帝内经》讲，一个人郁闷的时候，胸腔有一团攒紧的能量疏泄不了，久而久之，女性容易乳腺增生，男的容易长胆囊息肉。那怎么办？胸腔气一攒，一饱满，赶紧撞背，气就散了。

就像你的手机本来内存就不大，你拍了些视频，就赶紧发出去，然后把它删掉，那你第二天就不会死机，再用的时候就不会卡机。

所以，人最好当天的郁闷当天结，当天的房子当天清扫，这样就可以安心入睡，健康归来，强壮可得。老师讲养生就讲究当天养，不留夜，不隔宿。所以当天发汗，郁闷就当天平掉。陶道跟肺俞，可以让你及时处理心胸郁闷、关节痛、情志低迷、流感等各方面的病症。

"风痫常发，神道须还心俞宁。"风痫，羊癫疯，每隔一段时间就发作一下，好像常客一样。好朋友来你家做客没问题，可是"敌人病邪"老来做客，就不行了。这种经常发作的风痫，取神道、心俞。神道在哪里？在督脉。心俞呢？在膀胱经。神道配心俞，这两个穴道很好地诠释了心主神志病，你把它拍通了，本来要发作两次的，变成了发一次。

有些学子就在想，自己没有癫痫，自己周围也没有看到有癫痫的，那这句话怎么活用？就像凳子本来是拿来坐的吧，想不到凳子居然可以是兵器，可以拿来保护身体，可以拿来练功夫，可以拿来耍杂技，可以用来表演⋯⋯凳子的功效居然这么多。你不要说凳子只能坐，这就委屈了凳子。

同样，你不要说，神道跟心俞只能治癫痫，那就把歌赋解得太狭隘了。我们解穴解歌赋，穴往深处挖，义往大处发。

首先痫就是抽动，癫痫，风痫常发，因为肝风内动。咬牙切齿，身体发抖，两目上视，身体倒地，发出猪羊叫声，口吐白沫，这些就是癫痫的主要症状。

癫狂者为心肝之热极。以前我的针灸老师碰到过一例，邻居的孩子晚上哇哇怪叫，邻居醒了，以为有贼。可连续几天晚上孩子老发出怪叫，邻居赶快带孩子找我的针灸老师看病。我的针灸老师对歌赋解得非常好，心俞用一针，神道用一针，再拧两下给气，针完以后孩子晚上就不叫了，一次搞定。发出这种怪叫声的就找身体后背的心俞。

为什么叫心俞、肝俞、脾俞、胃俞、膀胱俞、大肠俞？为什么拔罐效果那么好？这个"俞"有两层意思，第一逢到虚症多补俞，俞穴有补益作用。古代的智者喜欢推背，推背比按脚还舒服。父母干了一整天的活回来累得要命，孝子就知道赶紧为父母捶背。捶背之后，一整天这些乱七八糟的杂事就会被清理掉，父母也能长长地吁一口气，免得留下哮喘与心脏病的隐患。有病要早治，怎么早治，在他累的时候已经下手了，不是等到哮喘、心绞痛了，才来下手，那就晚了。

心俞跟神道是孝敬的穴位，为什么呢？心主神志，君主之官，没有哪个器官能跟心脏作用相比的，它是重中之重，王中之王，百病不治必求到心脏上去。

主明则下安，主不明则十二官危。如果帮君主捶通开心脏的经络，心胸就开朗。我们做俯卧撑，要做标准，为什么那么重要？开心胸，开神道跟心俞，这非常重要。

各种积郁必须及时清理，过时不清，遂至重病，乃治不救。孙思邈《千金方》上已然提到千年前的一种情况，一个家庭老是吵架，如果不懂得按摩穴道，把心俞与神道疏通开来，家中必定有难治之病。过时不救，遂至大病，无可治理。虽扁鹊再生，华佗重现亦不能疗也。就是说木已成舟，像桌角长期放在水湿边，不及时搬走，它已经朽了，再救就没用了。

小孩子夜叫，是神志出问题了，取神道跟心俞。晚上出现怪叫声，还有吐痰多的，就是痰浊多，口吐白沫的，取神道跟心俞。这痰就是阴邪，心脏就是阳气，心脏一强大，阳气一足，就可以将痰浊温化。

俞的第二层意思，俞通舒，所以走罐拔罐，可以让人从头到脚舒服，放松。俞穴有放松之意。捶背让人很放松，人一放松抵抗力就上升，人一紧张抵抗力就下降。一整天心情紧张不安的，抵抗力会直线下降，此时如果再洗冷水，就会打喷嚏、感冒，严重的还会得风湿，出现手麻。冷水其实是外因，紧张是内因。外因不通过内因，是没法起到真正作用的。"正气存，邪不可干，邪之所凑，其气必虚"。虚则补其背俞穴，常推拿背部俞穴，让它放松，就可以得到补益。

我们讲了小儿夜晚发出怪叫声，可以神道配心俞。痰浊多的也可以。还有抽动症、小儿多动症、小儿抽动秽语综合征，即使不是癫痫，也可以用神道跟心俞。

记住，觉得身体不受自己控制呢，身体好像不是自己的，就赶紧按神道、心俞。神主控制，心是君主。最近觉得手好像不是自己的，晚上做梦身体也不听使控，取神道跟心俞。神出则鬼没，神志、精气神一旺，各类病就没掉了，叫"神出鬼没"。神一旺起来，在绝对的内力面前，一切的病象、病毒、病气、病因都是纸老虎。神道、心俞可以增强抵抗力，让精神增强。

碰到抽动的，手脚不听使唤的情况，取神道跟心俞。还有癫痫的时候两目上视，高血压、甲亢眼睛像牛目一样，都是往上亢的，也可以取神道跟心俞。

人走路老容易崴到脚，很容易出现运动伤的，把他的神道与心俞一按，打球就不容易伤到了，因为是神道主统摄功能加强了。心主控五脏六腑的功能一提升，这个意外伤就少了。

配穴集锦

1. 交节病变，我们用鼻三药：苍耳子、辛夷花、白芷，或者加一点薄荷，就是苍耳子散，就相当于疗肺俞。

2. 小孩子夜晚怪叫，是神志出问题了，取神道跟心俞。

第23讲 湿寒湿热、厥寒厥热

湿寒湿热下髎定。

厥寒厥热涌泉清。

　　我们先看八段锦中"两手攀足固腰肾"。两手到后面攀足，沿着膀胱经往下理，攀到八髎穴，它就能固腰肾，能够除湿寒湿热。所以此理论就匹配"湿寒湿热下髎定"这句口诀。湿伤于下，下半身的病痛，都跟湿脱不了关系。那么无论下半身有什么问题，都可以去揉下髎这个总开关。

　　坐骨神经痛、膝关节炎、阴囊潮湿、痔疮，都应想到"湿寒湿热下髎定"。下髎可以比喻成是串珠的绳，百种症状变化，只要病机相同，都可以用此穴，这是《百症赋》的精义。你不要说大脚趾头胀痛，不知道怎么办。这个湿寒不管是白色的，还是黄色的，都可在下髎下一针，胀痛就缓解了。

　　现在人们每天膏粱厚味，饮食过于丰富，身体容易长一些疮痛，这就是因为吃的量超过了消化能力，还没有活动。为什么吃多了海鲜、河鲜、鱼、蛋、奶，容易长疮痛？你看鱼类是在哪里游的？在水里，是往下沉的；牛奶也是从牛的下垂的乳房中挤出来的，在最下面；有些虾蟹藏在石头缝里，阴寒，吃多了人就容易发生痛风、脚痛、足痛。下髎那里下一针，这痛就能减退很多。

　　提到痛疮，《百症赋》有哪句讲疮痛的？"肩井乳痛而极效"，还有一句，

135

"五里臂臑，生病疮而能治"。病疮虽很厉害，但都可以治。

所以大家不要失去信心，中医有很大的能量，你平时所遇到的问题，《百症赋》几乎都考虑到了，有些是直接告诉你，有些是间接的。像坐骨神经痛，古代没有这种病名，我们辨坐骨神经痛，不是湿寒就是湿热。分辨湿寒与湿热，可以通过查尿色，怎么看？凡治病必查其下。

尿清长的，是湿寒，那么我们艾灸下髎，艾火一烤，一气化，坐骨神经痛就减轻了，人自动能昂首挺胸。

尿黄浊、黄臭的，是湿热，那么我们就针刺下髎以疏泄它，这个坐骨神经的压力就会缓解，对久坐一族非常管用。

有人说"湿寒湿热下髎定"，他只想到下面了。其实鼻炎，不断流鼻水，不就是湿吗？你看鼻水是清的，还是黄的？是稀的，还是稠的？稀的就是湿寒，那么就艾灸下髎，再加上艾灸大椎，鼻炎就好了。要么勤去拍打，也会有好转的迹象。如果流出来的液体是浓稠的，是黄的，还口苦口臭，带有口气，这是湿热，用四妙散加苍耳子散。一剂下去，鼻炎的鼻水就清稀了。两剂下去，孔窍就开了。也可以在下髎附近推拿按摩或拔罐，就把湿拔出来了，拔出来的血，红红赤赤的，是湿热；拔出来的血，乌黑乌暗的，是湿寒。

下髎可以祛除湿寒湿热的病，是主治湿的要穴。髎即髎孔，腰的孔隙，这个地方可以让腰转得非常灵活。

可以把髎孔比作机械的孔，从孔里点油进去，就容易运转了。也可以把髎孔比作手机的充电孔，充了电手机就能用了。髎孔在腰背这个地方，这个地方暖热，一个人就有动能动力。所以腰背不可以受凉。腰背凉百病生，腰脊一通百病轻，脊背不通百病重。

爬山时有人觉得好累。很简单，两手握固，放到后背，然后再走山路，就可以挺起胸膛，走得耐久而不累。我们平时要多搓腰背，搓腰背可以补腰，捶打腰背就可以祛湿。

我们碰到过一例顽固的寒湿腰痛病人，来的时候像强直性脊柱炎一样，腰就像铁棒，弯不下，也没有转摇的功能了。余老师就拿艾条在病人髎孔处烤，上上下下烤，烤到一半，病人说腰能动了。好像竹子怎么拗不弯，拿火一烤，慢慢地就拗弯了。身体也一样，得到阳气就会柔软。面包放到冰箱它就变成硬疙瘩，得到阳气了就柔软。以后遇到寒湿腰痛的病人，就可以在髎孔、八髎那里艾灸，很快会腰软如棉。灸到病除。

再有，因吃了凉饮而受寒，导致腰背经脉寒凝血瘀，髎孔就是一个充电处，也可以温阳，温通血行，血行病自去，下髎就是治疗腰部紧痛的穴。你动不了就是没电了，一充电就好了。

"厥寒厥热涌泉清。"厥是什么？阴阳不相顺接，变为厥，就是说突发寒，突发冷，瞬间接不了，就用涌泉去清它。涌泉是什么穴？是肾经的井穴。阴阳气相互汇接，叫井。井能沟通阴阳，地表下面的阴水涌上来，地表上面的阳气照下去，那水就阴阳汇接。

一个人总是怕冷，外面很冷，但心里面却很热很烦，晚上失眠，手冰凉，心烦得要打人，或者发脾气，莫名其妙无事生烦恼，就算没有事情都常皱眉的，叫"灯笼病"。灯笼，外面是凉的，里面是热的。"厥寒厥热"，就是描述出来的两个极端。"涌泉清"，这个动作很简单，把一只脚放到另一条腿上，晚上睡觉前用劳宫穴搓涌泉穴，反复地搓，大概两边各十五分钟，左手搓右脚，右手搓左脚，阴阳沟通，基本上两三天，手脚冰凉的现象就解决了，心烦心热也下去了，叫心肾交泰。

手上有心经、心包经两条经。脚上呢？有肾经。用手上心经的劳宫，去搓肾经涌泉，叫劳宫对涌泉，专治顽固性失眠，特别是失眠时脚又凉的，没有哪招比这管用的。

有人学了这一招后，虽然有点儿效果，但效果不理想，因为搓的不够到位，像用鸡毛掸子掸灰尘。应该像洗衣服时搓衣服一样搓，那样才管用。劳宫搓涌泉，这在古代是道家不传之秘。心肾相交，睡眠就能变好，睡眠是人体抵抗力的第一道防线，睡眠一好，人体的抵抗力就步步高。所以有句话叫"一觉闲眠百病休"。

除了外寒内热，还有上热下寒。上热，上半身很有激情，可是下寒，下半身没有行动力。这样的人非常多，要多搓涌泉穴。也可以练踇趾桩，但一般人没有从小练到大，我建议先从涌泉穴那里开始练。涌泉就是在脚掌中线前 1/3 到后 2/3 交接点那里。

厥寒厥热也是身体的一种状态，时而充满激情，时而又非常冷漠，这样的人也不少了。通过打赤脚，这种状态肯定会减少，能不能根治，就看打赤脚用心的程度，练踇趾桩、涌泉桩的水平。踇趾桩是增福的，是改过向善的，可以通过身体的锻炼，达到消病的目的。

踇趾桩就是将大踇趾跟足二趾站在门槛或者台阶上面，涌泉桩就是用脚板的前 1/3 站在门槛或台阶上面，那是开涌泉的。你只要站着超过半小时，一整天什么人都惹不怒你，一惹你，气就到涌泉底下去了，根本怒不起来。

配穴集锦

1. 下髎可以祛除湿寒湿热的病，是主治湿的要穴。
2. 劳宫搓涌泉，专治顽固性失眠，特别是失眠时脚又凉的。

第24讲 寒栗恶寒、烦心呕吐

> 寒栗恶寒，二间疏通阴郄暗。
>
> 烦心呕吐，幽门开彻玉堂明。

"寒栗恶寒，二间疏通阴郄暗。"寒是什么？寒是阳气虚，心阳虚，人会怕冷。

二间是大肠经的荥穴。手阳明穴起商阳，二间三间合谷藏，阳溪偏历复温溜，下廉上廉手三里。大肠经是排浊的，清污垢的。

阴郄，是心经的。九穴心经手少阴，极泉青灵少海深，灵道通里阴郄邃，神门少府少冲寻。内侧下来，灵道通里阴郄邃，阴郄邃，就是说这个地方非常深邃。这个穴是郄穴，郄乃孔隙，气血深藏聚，是病症反应点，临证能救急。寒栗恶寒，突然抖、冷，要急救，急救心脏。阴郄是气血深藏聚的，就是心脏能力不够了，从阴郄里头可以释放，它攒了很强的能量气血。

郄主急症、痛症、血症。寒栗恶寒，是急症，急发的，人又很痛苦，诸痛痒疮皆属于心，所以找心经郄穴。心经的郄穴可以主痛苦疾病，还有阳气虚，脉道不通，它是强心的一个要穴。

你们再想一下，为什么要把大肠经、心经配在一起？而且为什么要说"疏通阴郄暗"？就你们要理解"疏通"跟"暗"字，这样治病时才能掌握这句条文的精髓。

老师在山里，碰到过一个心肌梗死的病人，他后半夜才过来的，来的时候身体在发抖，心率摸着不整齐，我问他多少天没大便了。他答三天。我开桂枝汤，暖他的心阳，用二陈汤，通他的胃，加火麻仁30克，润他的大便。

他一回去，就抓药熬来喝了，半夜起来，大便即排，第二剂药没有吃，就好过来了，手不抖了，心暖了，背也不寒了。他说排便后，就觉得人好了，通体轻松。

当时我为什么会用二陈汤加火麻仁？在山里，劈柴跟烧火是我的至爱，烧火第一个可以暖身体，第二个可以观察火苗燃烧，心中就会有激情和热情。

家里只要有一个柴火灶，劈柴跟烧火的事让孩子来干，不用去艾灸，那鼻炎就好了。这是北方的老师研究的结论，他发现家里自从有了供暖和天然气之后，不用柴火了，孩子的鼻炎多了，老人的风湿关节痛发作多了，一旦把柴火灶再请回家，这些症状又减少了。

病人心脏病发作，也是平时贪凉，贪冷饮过后，心阳气就减少，身体上半身发抖，寒栗恶寒。刚开始吃凉的，肠胃还能受得了，后来吃久了，肠胃就被冻伤。就像冰疙瘩，水一温暖才会流动，受寒了它就不动了，就不走了。肠胃功能变差了，排便功能也就变差了。肠与心相表里，肠不动了，心脏就好辛苦。肠子超载了，引擎就受到破坏。

我发现柴火灶烧一段时间过后，下面有好多草木灰，你得清理，不清理火就不够熊，火需要空间。像烧柴火，想要小火，把灶门一关，让空气不进那么快，火立马就小下来了。把灶门打开，把灶底的草木灰清理一下，让它漏下去，再一烧，火很熊，因为灶里的风很厉害。

所以人肠道一通，气一下子就到丹田去了。现在好多人大便结秘，吸气入不了丹田。大便一排，吸气一下子就到丹田了。

肠胃一旦清空，心火就熊熊壮起来了。你试着烧里面的草木灰三顿都不清，那里面就哑火了。火苗小小的，烧得很辛苦，为什么？因为它没有进空气的空间了。

人有的时候不是心脏病多严重，是心火缺一口气。你看心肺为什么要绑在一起？心属火，肺主气，像拔罐一样，你把火丢到罐里，不让空气进去，等下火就灭了。治疗心脏病需要心胸跟肺进很多气，所以我用二陈汤跟火麻仁，火麻仁润六腑之燥坚，从咽喉到大肠都给它点油，像肥皂一样，一用力那肥皂就挤下去了，滑得像泥鳅一样。

二陈汤，扫陈莫缺，曰二陈汤。陈是陈旧的宿积，垃圾、粪便、堵塞痰饮都属于陈。从咽喉到肛门的这一条经络的脏东西污垢，用二陈汤就可以扫下去，火麻仁给它加上轮子让它扫得更快，凡仁皆润。所以从肺一直扫到大肠，肠胃一排干净，心火就熊熊壮起来，这就是中医的表里理论。大肠一排干净，肺吸气就饱满，肺一吸气饱满，心火就熊熊燃烧起来了。心火燃烧起来了，怎么会有寒栗恶寒呢？怎么会有背心凉呢？你看大便通畅的，背很快就暖了。大便成形通畅了，背、心、手暖洋洋。大便一秘结，热气秘在里面，动不了，就像柴火灶里有很多草木灰把它堵死，一半空间都让草木灰堵死，怎么烧呢？即使加很多柴火，还是哑火。

肠胃有的时候不是缺营养，而是缺空间。二间是什么？释放两倍的空间，叫二间，就是通肠胃的。这点古往今来没有人这么解，"二间三间合谷藏"，二间是两个房间，三间是三个房间，合谷就是一个山谷，所以合谷穴可以治心脏病。心慌、心悸，赶紧按按合谷，马上会有便意，便一排，心就稳定了。你看心脏病的人一般在哪里很危险？在厕所，使劲排不出来便，他气就吸不进去。

二间一疏通就是整个肠道疏通。心脏病，也叫心暗火了，就是心脏不够亮了，所以整个人印堂发黑，是心脏病的前兆。心暗淡、惨淡、乌暗的，把二间一搞通，心就亮了。炙甘草汤为什么重用火麻仁？它就是疏通二间穴，疏通合谷，疏通胃肠。胃肠一旦润通，心就亮了。下面草木灰一旦掏空，火就旺了。

现在好多人不知道有些心脏病就是暴饮暴食引起的。饥时吃饭饭是宝，饱时吃饭饭是毒。如果你已经饱了还再贪吃几口，那么代谢会不完全，就好像烧火烧不尽，会冒乌烟，最后很呛人。所以有些哮喘的，部分原因是由于贪吃所致。

疏通肠胃可以恢复心脏功能。阴郄就是心脏，二间就是肠，恢复肠道两节的空间，再点按三间恢复三节空间，点按合谷恢复所有空间。合谷就是山谷，就是整条肠胃谷道。心脏病病人要推手阳明大肠经。

我们根据每一句歌赋都可以发展出大量的推拿手法。你首先要知道穴位在哪里，在哪条经，是什么特定穴，然后就可以创出动作，在临床指导运用。二间、阴郄相当于什么药方呢？桂枝汤加二陈汤加火麻仁。二陈汤加火麻仁就是二间，桂枝汤就是阴郄。阴郄暗就是心脏已经很微弱、很暗淡了，桂枝汤一点心就旺了。一边点火一边又去污垢，一边还添柴桂枝汤，这代表柴火足。

你要知道，大便排顺畅了，二间疏通了，肠胃有空间，心火就会燃得很旺，心的暗淡就没了。不但是寒栗恶寒可以这么用，恐惧、害怕、委屈、悲伤，都可取二间、阴郄。

"烦心呕吐，幽门开彻玉堂明。"幽门是肾经上面调脾胃的穴，非常管用。人体感染幽门螺杆菌，慢性胃炎，就取幽门。玉堂走哪条经？走任脉，玉堂周围有紫宫、中庭，它是心脏的要穴。

玉堂管心，幽门管胃，幽门就是二陈汤，玉堂就是桂枝汤。邓老有一招绝活，他治疗心脏病，专治胃。有句话叫作"胃不和，则所卧不安"，就是说，胃伤到了，这个心就没法睡好觉。

有一个心律不齐、心衰的病人，邓老一看，开二陈汤加丹参、红参，这七八味药，还加点健胃的陈皮，连续守方，吃了二三十剂完全好了，心脏变得强大了，肠胃也通畅了，胃病跟心病同时好了。

火生土，心生胃，胃的肌肉是心生的，心是胃的母亲。不孝的孩子，老是到外面吃喝玩乐。一次两次向母亲拿钱，母亲面不改色给他；天天拿，拿到家里十室九空的时候，母亲就疲劳了，就悲哀、沮丧了。同理，胃病也会拖垮心脏，胃溃疡久了，会得心脏病，因为胃溃疡糜烂，心就要不断地送血去修复。胃溃疡不断出血，不止血，心会跳得越来越累，最后心衰。把胃溃疡的血一止住，肌肉一修复好，心脏就没事了。

火能生土，只要将土搞好了，心火就会源源不断地变好。孩子越来越有出息，母亲就会有光。心脏母亲是以胃为贵，胃越好，胃肠养得越好，那心脏病就越少。

"胃强者则百病减轻，脾弱则万邪加重"，就是说只要把胃调好了，关节痛、颈椎病、心脏病都会减轻。

当一个人脾胃消化能力不行了，肾病就加重了，腰痛病就加重了，背痛病加重了。土旺四季，四季脾旺不受邪。四季土厚的时候，一般邪气不能轻易干扰到他。老师认为只要养胃五点做到，就不容易得心脏病了，这五点是：吃少点，吃软点，吃暖点，吃淡点，吃缓点。老年人就三个字："软、暖、缓"，你常回家看看，可以给老人普及一下养胃的知识，把胃养好了，心脏就好了，心脏好了，通身也都好了。

吃饱了，吃撑了，呕吐，睡不着，就是心烦呕吐。所以你看晚上暴饮暴食，睡不着觉的，很简单，揉幽门，揉玉堂，半个小时下来，心胸开朗，这个觉就睡好了，这是心胃同治的绝技。

邓老认为，只要将二陈汤、温胆汤灵活用好，把胆胃降好了，心脏会恢复得很快。如果心气虚加红参，心血瘀加丹参，气虚血瘀就丹参、红参同用。

配穴集锦

1. 阴郄可以主痛苦疾病，还有阳气虚，脉道不通，它是强心的一个要穴。

2. 疏通肠胃可以恢复心脏功能，推手阳明大肠经可以保养心脏。

3. 晚上暴饮暴食睡不着觉，可以揉幽门，揉五堂。

4. 无论是心脏病引起的胃痛，还是胃病引起的心脏病，或者心胃同病，均可取幽门、玉堂。

消渴之肾竭、水肿之脐盈

> 行间涌泉，主消渴之肾竭。
>
> 阴陵水分，去水肿之脐盈。

"行间涌泉，主消渴之肾竭。"这是治什么病的？有人说治糖尿病，有人说治口干渴，这些讲法都是片面的。老师讲全面一点，好像一个人行走在沙漠间，如饥似渴，口干舌燥，皮肤被晒得黝黑干裂了，嘴唇发干了，一望过去有一片绿洲，有一眼泉眼在涌，那时的心情是什么？是雀跃，这是救星啊。所以，涌泉对付的是什么？对付液枯水干之病。肾主水，所以肾水亏虚，取行间、涌泉。

中医一句话就是一条线，把所有病症都串起来。肾水亏虚的有什么表现？比如眼睛干燥，因为水生木，久看手机以后眼睛干涩。发怒也可使眼睛干燥，因为肾水不济肝木，一旦较劲，眼珠子就会发红、发干。用枸杞子、菊花、蒲公英泡茶喝，眼睛就润了。如果眼睛还有扎的感觉，再加白蒺藜，因为白蒺藜带刺。如果眼睛热烫的，还睡不着，加夏枯草，一到半夏的时候它就枯了，就是说人一到阳入于阴，那就用夏枯草。所以眼睛干热到睡不着，用夏枯草30克，眼睛的热也退了，觉也睡得好了。

有人说失眠时老是搓眼睛，那就用夏枯草，这种情况下用酸枣仁都不如用它。如果眼睛还是红红的，那就再加桑叶，清肝明目。眼睛干燥也可以加枸杞子、桑叶降金生水。

皮肤干燥，是肾跟肺的事，肺主皮毛，肾与肺金水相生。皮肤干燥一般是什么原因？一般是疲劳过度，精力不济。

行间跟涌泉这两个穴，可以增液补水，抗衰老。那它相当于什么汤方？可以补水又可以抗衰老的，壮水第一方：六味地黄丸。涌泉在肾经，行间在肝经。行间是第二个穴，井穴过后就是荥穴，哗啦啦可以流通的穴。你一听到哗啦啦的声音，就知道有水喝了。所以荥穴能够清热，像水龙头似的一开就哗啦啦有水了。水龙头没开，水在里面，你喝不到。一开荥穴，我们就开四关。四关大都在荥穴周围，在井穴跟输穴的中间就是四关。它哗啦啦的就是在增液，缓焦虑，缓疲劳。

所以这个行间、涌泉还是治疗焦虑的。一个人肾里津液都亏空了，就像家里没存款，欠债了，急得像热锅上的蚂蚁，因为有人要追债的。人上火就是身体在追债。晚上搓涌泉可以滋阴生津，按行间可以让肝火下降，不至于让火热将肾水给耗掉。

这句条文指出了治干燥要走两条路，渴得急要得到琼浆玉液来滋润，涌泉就是滋润的，要走滋润这条路子。

而这个行间呢，它是肝经的荥穴，为什么选肝经？肝经最容易动怒，肝最容易冒火，肝最容易发脾气，荥主身热，行间就是荥穴，专门清身体的热，身体微微发热了，就要下手，不要等它火冒三丈。行间主暴脾气，火冒三丈，身体紧急、焦急、焦虑。涌泉主熬夜耗伤了身体的水液，这时只能到涌泉去取水。

一个人常紧张，焦虑，暴脾气，还总熬夜，吃煎炸烧烤，就像两把刀在砍伐身体的体液。焦虑紧张、熬夜都会伤津，这时就用两个穴位搞定，行间配涌泉。行间就是把火调小一点，别那么暴急，涌泉就是把水液增多一点，柔缓一点。这两个穴位的设计太重要了。为什么选肝跟肾经来治疗消渴，而不选肺经？因为选肺经治消渴，像舀水去救火，一盆水可能还未必够；而肝经呢，它是把火熄了，把你的怒气撤走了，锅的水就不会鼎沸了，锅里的水也就不会熬干了。

所以只要有这种空锅烧水的感觉，赶紧按行间、涌泉。什么叫空锅烧水？像背书、熬夜等透支精神，身体快顶不住了，想急速地完成任务，身体又不堪重负，这时会处于一种"空锅烧水"的状态。这时，赶紧按涌泉，它就滋水了，阳亢就减少，就想去睡个好觉。按行间泻火，人就没那么急。行间让人性缓，涌泉使人心柔，所以这两个穴位何止是治糖尿病，对治其他很多消渴方面的病症都有效。

消渴，消是什么？如狼似虎，刚吃完东西又想吃，有些人痛苦到要去动手术，甚至会将胃切掉1/3。为什么？就是为了别吃那么多。消就是说，东西丢进来就被消化了。吃多、喝多、尿多，身体还不断地消瘦，三多一少。出现这三多一少，就是消渴，身体好像有一股无名欲火，丢什么进去都给你焚毁掉，但是又不能转化成能量，这就是最可怜的。吃了很多有营养的东西，但是人还长得不壮。

所以这句条文，我们可以这样解：人早衰，身体津液枯竭的，可以用行间、涌泉。少年不长个，反正嘴巴经常动，经常在吃，但是身体又不长个，长得很瘦弱、很干瘪的，用行间、涌泉。它可以主消渴之肾竭。

所以一个人晚上总是干醒，总是去找水，可取行间、涌泉。像用电脑着迷，忘记喝水的，取行间、涌泉，可以让水液升腾、代谢好。

"阴陵水分，去水肿之脐盈。"肚腹里头都是水，肚脐都暴胀出来了，鼓胀，在古代是很凶险的。想要身体不出现这些凶症，避免水湿停留在肚子，有两个预防的穴位，阴陵泉跟水分。阴陵泉走脾经，是合穴，合穴是增大力量的，在脾经上它能健脾。诸湿肿满皆属于脾。所以会选择脾经的合穴。脾主大腹，人的肚脐就在大腹，所以整个大腹的运化功能都归脾管，消化不了的归它管，水去不了的归它管。

脾主大力气，人有了力气，拧干毛巾中的水就很容易。脾有力气，肚子就不会湿泱泱，湿浊就会被清掉，这是治本的。夫善医者，必论精神，夫善医者治本，治本必论精神。阴陵泉是合穴，能让脾经有力量，合穴是大力穴，让脾经富有力量感。

水分走任脉，在脐周，专门分肚脐周围的水。它为什么在这里？因为胎儿就是用脐带与母亲相连，专门负责水液分配。点按水分穴就可以将水分消到膀胱跟大肠，让它排出体外。水分，就是水在这里可以被分解掉，分化掉，分配掉，肚脐就是分配这些水湿、营养、水分的。

肚脐都爆满膨隆了，赶紧取阴陵泉跟水分，健脾除湿。那健脾除湿第一方是什么？是六君子汤。所以阴陵泉就是党参、白术、甘草、陈皮、半夏，都是健脾胃的。水分就是茯苓，茯苓是分水要药，可以让周身的水通过三焦排出体外。

茯苓能够分三焦之水到达膀胱，使多余的水湿排出体外。所以对于久坐一族，常喝凉饮一族，有将军肚、水桶腰一族，这一系列赘肉横生的，用茯苓饼。茯苓就是水分。阴陵泉跟阳陵泉相对，将阴部的水分解掉，加上水分将肚腹的水分解掉，相当于六君子汤。

现在那些暴饮暴食的，肠胃有所伤的，会觉得自己腿脚沉重。觉得腿脚笨重了，就取阴陵泉、水分。如果觉得走路像机器人没电似的，那就用行间、涌泉，用涌泉电力就涌出来了。

疲劳透支找脾经，精力不济找肾经，所以精力不济用六味地黄丸，疲劳透支用六君子汤。有些人虽然很疲劳，但是你叫他勉强做一件事情他还能做，说明他还没到伤肾的地步，只是疲劳而已，年轻人也会疲劳。如果是老年人，我们怎么分辨疲劳透支跟精力不济呢？

疲劳透支的，你睡个觉起来呢，就鲤鱼打挺般又活了，如果是精力不济，睡再多觉都没用。你起来，还是感觉病恹恹、累累的。昨天干了一会儿活，今天睡醒以后还是这么累，那你就要用六味地黄丸，而不是六君子汤。短期的疲劳透支，用六君子汤，长期的精力不济，用六味地黄丸。

现在好多人其实是微水肿的。微就是说不太明显，你看不到，像走路拖泥带水，这就是水肿。走路时，腿有沉重感，即已经是水肿之渐了。走路走得很笨重，没有身轻如燕的那种轻盈感，你就要赶紧去修复身体了。阴陵泉可以充气，健脾气，水分穴去水，是让人走路时感觉身轻如燕的两个要穴。

想要五谷丰登，就需要风调雨顺。如果出现干旱和水涝，肯定颗粒难收。自古以来的天灾，始终都是这两个基调，干旱和水涝。治干旱的是那两个要穴？行间、涌泉。治水涝的呢？阴陵泉、水分。

大便如果是干的，我们用行间、涌泉。如果是稀烂的就用阴陵泉、水分。

老年人常迎风流泪，按临泣穴有效果但还不根治。临泣穴治标，头维、临泣这些可以将泪水框住。但如果是水液泛滥，配合阴陵泉、水分就能治本。所以这种吹阵风就流眼泪，鼻子不断地流清水，还有睡醒以后满枕头口水的，就取阴陵泉跟水分。此二穴治水液代谢障碍。

这两穴还能治肚子脐盈，脐盈只是一个象，歌赋为什么不把所有病症编进去？它只能集中突出最厉害的那个象，就是肝硬化、腹水、鼓胀的。但你可以有无限想象的空间。

这歌赋讲治脐盈，治腹水，它不是指专治腹水的，它还治疗所有的水液盈满，像多汗，还有阴囊潮湿、狐臭等。先拍阴陵泉，再拍水分，每天拍半小时，多余的水分就容易分化掉。

配穴集锦

1. 凡咽干口燥，一切肾水亏损、紧张焦虑的都可用涌泉、行间。

2. 晚上搓涌泉可以滋阴生津，按行间可以让肝火下降，不至于火热将肾水给耗掉。

3. 行间跟涌泉这两个穴相当于六味地黄丸。阴陵泉就是党参、白术、甘草、陈皮、半夏，都是健脾胃的；水分就是茯苓。

4. 阴陵、水分，此二穴治水液代谢障碍。

5. 短期的疲劳透支，用六君子汤；长期的精力不济，用六味地黄丸。

6. 行间、涌泉主干旱，阴陵泉、水分去洪涝。

痨瘵（结核）、中邪霍乱

> 痨瘵传尸，趋魄户膏肓之路。
>
> 中邪霍乱，寻阴谷三里之程。

"痨瘵传尸，趋魄户膏肓之路。"什么叫痨瘵，为什么传尸？就是肺结核。肺结核的人死掉了，路过的人受到气味熏染，会传染的。肺结核是一种传染病。

以前人们对肺结核真的是非常害怕的，不过现在已经有用药方案可以治疗此病了。恶性传染病，要用什么？趋是快点，赶紧取魄户、膏肓。真有传染病来的时候，会害怕得门都不敢出。你提就要前按魄户、膏肓。魄户对治什么？被传染病折腾的魂飞魄散，满城皆兵，草木皆兵，心惊胆战，就这种现象，不一定是肺结核，也可能是其他的传染病。就一切让人心惊胆战，让人神色不安的，都可用魄户。

有一个老医家，只会一招，灸膏肓。不管什么样的人，来保健就艾灸膏肓，为什么一定要用膏肓？膏肓就是给身体添膏加油的地方。身体五脏六腑哪个不想添膏加油，灯添油则灯耐久，人添生命之油则生命耐久。

所以膏肓是一个耐命穴。魄户、膏肓可不是简单的穴，它们都在背上，是让人有魄力，让生命体强壮的穴，所以它们是内壮穴，内壮二宝。一个人有勇魄，自然就有精神，一个人的精神生命之油充足，他自然就勇敢。

老师升华一下这两个穴的作用，因病而导致害怕亏虚的，或者因亏虚害怕而导致恶病缠身的，均可取魄户、膏肓。

有些人会因病而致恐，或因恐而致病。晚上做噩梦，被追打，心澹澹似人将捕之。像野外的兔子，边吃草，边看天空，边看周围，好像周围有猎人拿箭对着它，好像空中有雄鹰落地要抓它。你看兔子呼吸都是抖的，它在大自然里头只以草为食，却是多种动物的食物。所以它第一个要跑得快，第二个要反应敏捷。因此它时刻处于惊恐状态，处于担惊受怕之中。你看一个人担惊受怕的时候，比如孩子做噩梦醒过来时，你赶紧像摸猫一样摸他的背，不断往下捋，魄户、膏肓刚好就在背上，在背心周围。拍一拍魄户、膏肓，等下再去睡觉，噩梦就没有了。

以前，端午节前后，就是五月前后，湿气熏蒸的，在南方有好多湿热病。所以我们就要喝菖蒲酒，挂艾条或者艾叶艾团，芳香辟秽。如果家里找不到艾团又找不到菖蒲酒，那不要紧，按魄户、膏肓。

魄户，肺所主，肺是辛辣的，辛走肺。一拍打魄户，拍者白也，又通肺，啪啪啪，有响声，肺主音响，这个肺部就内壮。膏肓让骨头里精油足，添油续焰。

膏肓这个穴，它的作用是有病治病，没病防病。身体强壮时，你去按去拍打，去摩擦，去撞背，还可以延长寿命。它是一个比足三里还强悍的穴，健身保健可以不用足三里，但是不能不用膏肓。

病得十分严重，用"病入膏肓"来形容。假如有重病之人，你就给他灸膏肓穴，让膏肓保持热暖，这个病就不容易往深一步发展。

一个人背心凉，这个病就很难治，小感冒也难缠。背心膏肓部一摸下去暖洋洋的，大病恶病也不至于那么快就加重。

"痨瘵传尸，趋魄户膏肓之路。"这在如今非常重要，比如说流感季来了，提前拍打魄户、膏肓可有预防之效。

有一个家庭很奇怪，家里其他人都咳嗽得病了，老爷子与家人在一起同吃同住，却没事。原来老爷子每天吃完饭，就下楼到公园里面去消遣，用背去撞树，轻轻地撞，撞的就是魄户、膏肓。撞完以后他讲话声音洪亮，鼻子通畅。撞背的效果很好，老人家因为养成一个小习惯，每天就轻撞约十分钟，就获得这种常年抵抗外邪的能力。跟感冒病邪的人在一起吃饭，也不会轻易被感染，即使偶染微恙也迅速变好。

魄户比"通天去鼻内无闻之苦"还厉害，比"复溜祛舌干口燥之悲"还强大。因为魄户可以开鼻窍，魄入肺。膏肓可以滋肾水，膏油入骨，肾主骨。所以这是肺肾金水相生的要穴。对外的用肺，对内的用肾。内外病它都通理，对治内伤跟外感，这两个穴位非常厉害。如果内伤不太厉害，人就不容易外感。膏肓能够修复内伤，魄户可以驱逐外感，这两个穴位一旦组合，那就是内外兼修。

所以要记住，魄户、膏肓是让人有魄力，让生命有膏油的两大要穴，它们是在背上的强壮二穴。

"中邪霍乱，寻阴谷三里之程。"现在很少看到霍乱病，中邪，民间俗话说的"鬼上身"。阴谷是肾经的合穴，合穴是大力穴，肾经主恐惧。所以一个人只要恐惧、恐慌、害怕了，就要拍打肾经。肾精足的时候百病除，肾精虚则万邪欺。你看一个人被吓傻了就什么病都来了；一个人一旦肾水充足，身体很快就好了。

肾经是底气之经，是壮底气的。心经是自信之经，提高自信的。脾经主意志的，一个人意志不坚强，碰到事情老闪避，就要多拍打脾经。肝经主行动力，做事慢慢吞吞，要多拍打肝经。肝者，干也。所以拍足厥阴肝经，拍打太冲穴，做事就有冲劲。肺经就是魄力之经，让人有魄力，做事情不服输。

自信心不够就拍心经；容易害怕拍肾经；不够果敢、勇敢，晚上起床小便都不敢去，就拍肝经；做事没有担当，拍肺经，肺活量一大，人就有担当；意志力不够，做一下就停下来，不能坚持，就拍脾经。

"中邪霍乱,寻阴谷三里之程。"比如说吃了不干净的东西,上吐下泻,溃霍缭乱,那藿香正气水一下去,也没有好不彻底,老觉得闷闷的,你就再拍阴谷、足三里。两边膝盖的外侧的足三里、内侧的阴谷,这个就相当于胃的一个大弯。所以膝盖不好的人一般胃不好,胃不好的人膝盖也好不到哪里去。

膝盖在腿的中间,胃在躯干的中间,这叫以中治中。膝盖痛的多拍中脘、建里;胃痛的多拍膝中、足三里、阴谷、阳陵泉、阴陵泉、梁丘。梁丘这个地方反应不够灵活,就是膝盖不够灵活,血海这个地方不够灵活,肯定是胃缺血或是胃溃烂。把膝盖护理好了,胃就舒服了。

所有膝盖出问题的,就不要再跳绳,不能再爬徒坡,也不要再去爬楼梯,否则会更伤膝盖。这时不要练竖力,要练横力,横练金钟罩。人经常都是站的、跳的、蹲的、扛的、搬的、抬的、跑的状态,都对膝盖施加的向下的作用力很大,所以膝盖很容易受伤。那我练横力,举脚功,把脚举起来,举到它会酸发抖,这膝盖就会充血,充血了半月板就会得到修复。血是人体的"税收"部门,它从身体各个地方把营养精华收回来以后,如果你思虑过度,它就用到大脑;如果你熬夜就会产生内耗,把气血消散掉。如果我让膝盖充血,膝盖很快就旺起来了。

我看到有些人用针灸犯了大忌,越针灸身体越差,还以为是针不行。针下去引气血到膝盖,这边病人还在看手机,又引气血到眼睛。大家在抢气血,膝盖怎么能抢得过眼睛。所以治病时要不熬夜,要远离手机,亲近田地,要少动心脑、多动手脚,动手脚气血就满,风湿痹痛就少。

人随着年龄增长都会面临膝盖骨逐渐衰退,但是如果你们学会了一招举脚功,每天晚上举脚十五分钟,这种举脚不但不会损坏膝盖,反而让脚气血满壮。举一段时间小腿满壮了,大腿蹬力会强,像青蛙腿一样有劲。越酸效果越好,越举身体越好,还可以减肥。举到五分钟以上,你的腿就开始抖了,抖是好现象。特别是那些怕冷的,冬天盖两床被子,穿两双袜子脚都感觉不暖的妇人。这一招,最好从春天开始练,持续到冬天,两条腿就暖了,一个人双腿如果暖洋洋的，是很少有病伤的，即使有小病也很容易就过去，大病也不会加重。双腿寒凉，小病变大，轻病变重。

阴谷是肾经的，足三里是胃经的。胃经是土经，肾经是水经，水经跟土经的合穴就治水土不服。所以有些人去外地，身体不舒服，水土不服，就按足三里和阴谷，水土二经的合穴，可以让水土相合。你去外地，或者怕坐车晕车，就按足三里跟阴谷，这样不容易眩晕，到地方还容易与当地的水谷气相合。阴谷跟足三里是合穴，合穴一般都在膝跟肘之间。合主逆气而泄，气往上面逆，下面又拉肚子。所以合穴就是藿香正气穴，十二经的合穴，通通都可以治疗消化道逆乱，上吐下泻。吃东西后上吐下泻就找合穴，这个口诀要记住。

有人说霍乱很少见到，中邪的也看不到。但我跟你讲，阴谷跟足三里是主消化的，消化病天天会看到。一个人消化不好，脸色会很难看。你看有些人面生横肉，脸色发青，脸色太难看了，也叫中邪霍乱，只是叫微霍乱、微中邪，微就是说隐微，不明显。今天吃隔夜饭菜，只是肚子有点微不舒服，又没达到上吐下泻，照样可以用阴谷、足三里。

配穴集锦

1. 流感季来了，提前拍打魄户、膏肓可有预防之效。

2. 因病而致恐，或因恐而致病，均可取魄户、膏肓。

3. 膝盖痛的多拍打中脘、建里。

4. 胃痛的，拍打委中、足三里、阴陵泉、阴谷、阳陵泉、梁丘。

5. 自信心不够，拍心经；容易害怕，拍肾经；不够果敢、勇敢，拍肝经；做事没担当，拍肺经；意志力不够，不能坚持，拍脾经。

6. 阴谷、足三里是主消化的，肚子轻微不适，未达到上吐下泻程度，照样可以用阴谷、足三里。

黄疸、倦言嗜卧

第27讲

治疸消黄，谐后溪劳宫而看。

倦言嗜卧，往通里大钟而明。

"治疸消黄，谐后溪劳宫而看。"什么叫黄疸？肝脾代谢不畅，出现目黄、身黄、小便黄之三黄现象。

茵陈主黄疸而利水，茵陈这味药就是治黄的要药。老师有的时候碰到浑身发黄的，小便也是黄的，予以五苓散跟茵陈蒿汤。茵陈、栀子、大黄、桂枝、白术、茯苓、泽泻、猪苓，可以温润水气，排出黄水。茵陈走小便的路，主黄疸而利水，它通过利水将黄的利掉了，就使肝跟膀胱系统链接加强。茵陈能够排肝毒下到膀胱，使尿量增大，使肝能推陈出新，所以黄色就慢慢变淡。像玻璃变黄了，或者厕所便池用久了，上面都是黄的，这时要干什么？抹布加水，抹布就是力量，水就是津液。

那人体巨大的津液穴位在哪里？能提供大量的水，像冲厕所放水的按钮，就是后溪。后溪督脉通于颈，所以颈部这里的水湿就可以冲到膀胱，督脉跟膀胱经相并行。后溪就是马桶后面的那个按钮，后溪一按整条膀胱经都在冲洗。冲洗了之后，需要抹布，你要用什么去抹？用手。手上哪个穴位最有力量？就是劳宫。给人推背都是用劳宫，拿东西也是劳宫那里用力。劳宫可以理解为疲劳的宫殿，能耐劳的宫殿，它可以反复搓洗，都是劳宫在那里集中用力，是能够耐劳的。一个不断地用力擦，一个不断地用水冲，就会很干净。

会治黄疸病了，那身上长的黄水疮会不会治？那黄褐斑会不会治？那舌头伸出来都是黄的，湿热的，会不会治？脸不黄，眼睛也不黄，就是尿黄的怎么办？这些都是一样的，用后溪、劳宫。

经常喝酒的，眼黄目黄，肝胆有炎症，也用后溪、劳宫。所以它可以治疗酒毒伤肝，使肝的代谢作用加强。后溪，相当于马桶哗啦啦地冲水；劳宫，相当于用力去洗刷，此为治黄疸的精髓。

手掌伸出来，在这个掌窝之处，就是劳宫。

一个洗手池，它的"劳宫穴"在哪里？就是那个活塞，下水之处，这个地方最容易堵，一堵就心烦，心烦就尿黄、口苦。所以尿黄、口苦、眼干、鼻干、口干，就是劳宫下气功能不够。

我翻阅古籍，发现劳宫有一个好多古籍都极力赞赏的功效，就是治口臭、口苦、口干。我就在想它为什么能治口臭、口苦、口干。原来洗手池里，只要活塞那里堵住了，非但下不了那些脏垢，而且还会冒上来泛涌。有些人吃完饭之后，会返酸、呃逆、口干、口苦，总之就是口中不是滋味，要嚼口香糖，要喝茶，否则不行。用什么缓解？按劳宫，推劳宫，就可以降心浊于小肠。我们把活塞一理开来，水就螺旋式地往下走。肠胃也是，螺旋式地往下走，走到大肠排走了。劳宫有这个奇效。常习劳的人就会放屁，一排气，胃气就下达，胃就不胀了，等一下人就觉得饿了。

经常一整天坐在那里不动的人，饭食一直在胃这里下不了，口就开始干苦，就开始臭，要靠喝茶来解决。这时我们通过按劳宫来解决，可以让你省掉很多健胃消食片，可以让你省掉很多治胃炎、胃病的药，可以让你省掉很多麻烦跟痛苦。

暴饮暴食伤胃，按劳宫。因为劳宫是中宫，中主土，它不但治心病也治胃病。凡中间者皆治脾胃也，脾胃属中土。劳宫就是可以降胃气的，它是漩涡的中心点。

那后溪呢？后溪就是后面这条排水道，属督脉。一洗刷一冲水，再把这个活塞口一打开来，厕所就干净，洗手池就干净，人也清爽。在老师看来，后溪、劳宫这两个穴位不是简单治黄疸的，它还是冲洗身体浊水、浊气、浊渣的，所以大便秘结也可以找后溪、劳宫。心与小肠相表里，心包跟三焦相通，然后二便就会通利。后溪督脉通于颈，你按小肠经的后溪穴，督脉通畅了，头晕脑胀的感觉就没有了，所以我们在办公室工作人群可以常做敲打后溪的动作。

怎么打？劳宫在掌中，后溪在拳下，用拳下打掌中。

一个人发脾气的时候脸会黄，暴饮暴食的时候脸会黄，肝胆排泄不利的时候脸会黄，还有争贪搅扰的时候脸色也会黄浊，都可以用后溪、劳宫。后溪的溪水不断地去冲刷，劳宫不断地去降浊。

"倦言嗜卧，往通里大钟而明。"倦言就是连话都懒得说。嗜卧是什么？一个人整天都卧在床上，似醒非醒，一整天做事情都好像要睡着一样，昏昏沉沉的。

一个人倦言嗜卧，像冬眠的青蛙，你在外面放鞭炮，它都不会醒过来。像冬眠的蛇，你怎么给它"打手机"都叫不醒它。

冬眠的蛇跟青蛙什么时候会醒过来？惊蛰。惊蛰是惊动蛰伏在地底下的一切生灵。轰隆隆雷声一响，万物震惊，它就醒过来了，该出洞就出洞，该出缝隙就出缝隙，该醒来的全部醒来。

惊蛰是春天的闹钟，春雷一响万物复苏。人体的惊蛰穴在哪里？在大钟。大钟在肾经。天地间的闹钟穴是惊蛰，人体的闹钟穴是大钟。所以，人感觉昏沉的时候就拍大钟。

大钟水泉通照海，复溜交信接筑宾，走肾经的。大钟一响，水泉就哗啦啦开始流了，春阳融雪了。照海呢，光热照在海平面上。复溜呢，各种地方本来是闭塞的，取复溜就开始流通了。那条山溪在冬天听不到声音，到春天就哗啦啦开始流水了。交信，各类东西就按时而来了。鸟飞回来了，植物也开始吐绿了，恢复生长的信号了，这是交信。

大钟这个穴位是醒神之要穴。它为什么要配通里？通里是心经的要穴。一个人昏昏沉沉，像被猪油抹了心，就是说心力不够的时候，心被痰油蒙蔽，人会感觉昏昏沉沉，我们通过雷声将这个乌云拨开，拨云见日。通里通到心里。所以人感觉昏沉一般是因为心力不济。人痴呆傻，也是心窍不开，这时雷霆之威一定要响，所以雷声一定要作用在心上。大钟，钟声一响，响到心里头。大钟响通到心里叫通里，心可复苏，被唤醒，人就清醒了。

通过这句条文，我们可以获取什么样的信息？治疗植物人的信息。通里下一针，大钟下一针，然后加上电疗，让通体复苏过来。还有痴呆、帕金森症，都可以用。如果孩子上课时打瞌睡，通里、大钟穴一拍打，脑就会感觉清醒。

有段时间我抄方抄到最后时，就会觉得有点疲倦，因为一天看的病人太多。为什么余老师越看病人越精神？原来他平时喜欢金鸡独立，喜欢用这只脚敲到另外一只脚，一敲就是大钟对大钟，两个钟在响，一整天就精神饱满，容光焕发。

你看有些人他日行千步，日行万步照样昏沉。因为他走只是刺激涌泉，而没有敲大钟，所以他走后还是昏沉，那怎么办呢？多敲大钟。

古时佛门居士修行，跑香又打坐。跑香开涌泉，打坐开大钟。以前，少林寺的诸多行为方式也是按照穴位来的。挑水不是用手去抓，而是水桶挽在通里处，两边扣起来走路。勤练武艺以后脑子就非常灵敏。

倦言嗜卧，是疲劳一族的；治疸消黄，是急躁一族的。人身体的病要么是因为着急要么是因为疲劳。你去观察，人在这两种状态的最多。着急焦虑，心如十五个水桶七上八下，一整天像热锅上的蚂蚁；那就取后溪清心降火；取劳宫退火，让你不焦虑。后溪、劳宫是让人不焦虑的穴。通里、大钟是管疲倦的，感觉疲倦没力，疲乏无力时，就按一按。

做事非常草率，愣头青的，跌跌撞撞，老搞破坏的，按后溪、劳宫。如果做事拖后腿的，笨笨的，呆呆的，傻傻的，慢吞吞的，那就按通里、大钟。大钟、通里是醒神二要穴，后溪、劳宫是清心二要穴。

老师把通里、大钟看作是升清阳法，把后溪、劳宫看作是降浊阴法。两对常敲击拍按锻炼，就可以恢复人体的升降。

配穴集锦

> 1.后溪、劳宫不是简单治黄疸的，它还是冲洗身体浊水、浊气、浊渣的，所以大便秘结也找后溪、劳宫。
>
> 2.后溪、劳宫是清心二要穴，大钟、通里是醒神二要穴。

咳嗽连声、小便赤涩

咳嗽连声，肺俞须迎天突穴。

小便赤涩，兑端独泻太阳经。

"咳嗽连声，肺俞须迎天突穴。"肺俞在哪里？在膀胱经，后背。我们拍打肺俞穴可以治咳嗽。老师用胶布疗法，推荐给那些咳嗽初起的，或者久咳不愈的。用半片风湿膏贴在肺俞那里，晚上睡一觉，第二天起来就会好七八成。你们可以去试，对绝大部分的咳嗽都有效果。

穴位疗法有一个好处，寒热并调，阴阳同理。不会因为没做好辨证按了某个穴位而出现副作用。你看天枢，肚子痛按了会减轻，便秘按了会通便。这个肺俞，不论是寒咳还是热咳，按它都会好。肺俞专治咳嗽连声，一片风湿膏贴肺俞就管用。如果你觉得还要清嗓子，再加上天突。

有一个病人咳嗽一个多月了，晚上咳得更厉害，我让他回去剪1/4片麝香风湿膏，后面贴肺俞，前面贴天突，第二天早上就减轻了，第三、第四天，再也没有咳嗽。

如果家里小孩子吃零食，受风冷，常咳嗽，晚上贴这两个穴位，再放个热水袋，等第二天睡醒了，咳嗽就不知不觉退掉了。

肺俞为什么要配天突？天突就是气门，向天突起来的。一间房子向天突起来的是什么？是烟窗、排气扇。它主管呼吸系统，但凡呼吸系统有问题，包括咳嗽连声、鼻炎、咽炎，都可取肺俞、天突。你不要守死理，认为没有咳嗽就不能用肺俞、天突。肺开窍于鼻子，天突管咽喉，所以慢性咽炎、咽喉炎，在天突穴贴一片风湿贴也管用。

有一个病人患有反复性鼻炎，他吃了玉屏风散，没根治。我让他拍肺俞，天天把它拍红，睡前再加一个风湿贴。从此以后他早上再也没有那种连绵不绝的打喷嚏。

咳嗽不间断，应该取肺俞跟天突二要穴。背部的俞穴大都能补虚，所以肺俞补肺气。天突穴能把邪气喷出来。这是前后配穴，可以养肺气而畅气机，可以通宣理肺，宽胸解郁。

"小便赤涩，兑端独泻太阳经。"兑端在哪条经上？在督脉。从上往下，兑就是口舌，端就是尽头。所以道门修炼讲，用舌顶上腭，金津玉液就会下来，津液下来就会滋润咽喉，滋润咽喉就能延年耐老。

手太阳经上的小海穴，相当于八正散，可以利尿，利小便，利水。你看众多小江小河最后都统统归入大海。百川归海穴，叫小海穴。

兑端穴配小海穴，就可以利尿通淋，相当于导赤散，可以清热利尿。夏天忘了喝水，小便又黄又赤，尿黄浊，尿赤涩，你就用兑端穴配合小海穴。小海穴在小肠经，是合穴，合穴一般在肘。它是阳经，阳经在外侧。肘上的小海穴要常拍。合穴主六腑，六腑不通畅，可以取之合，而小便就在六腑的低处。所以小便涩滞、疼痛，有结石挡道，平时就多按小海穴。可以说肘上也有小便的开关。老频繁去厕所，小便又不利索，就多按小海穴，小水可以入海。多拍肘部，可以利尿通淋。尿路结石在肘上也可以找到一些痛点，是阳性反应点，如果一按下去就啊地叫一下，那尿路系统可能有障碍，前列腺可能有问题。

我们把手放在桌子上，是一个全息的人，拳头就是头，手腕就是颈，内关、外关周围就是胸和背。颅脑不够清爽，脑供血少的人要多拍打拳头和掌。

如果颈椎不利索，要多按手腕。老师观察发现，颈椎病人的手腕大多不灵活。颈椎病越深越重，手腕就越不灵活。胸闷，赶快拍内关。背痛，那就拍外关。如果前后分阴阳，那么侧面就是半阴半阳，我们手掌的背面就是通人体的背，掌内侧通人体的胸腹，胁肋就是手掌部的边缘。多拍手部的边缘，就有助于治疗胁肋胀痛、乳腺增生。

有些排尿不够顺畅的，像前列腺炎就取大陵穴、掌根穴，大鱼际跟小鱼际之间有两条沟，就是阴沟，尿道。两条阴沟的近端处对应的就是肛门、前列腺、阴道、尿道，所以这个地方，你要经常去点按，它是对付痔疮与尿道炎症的要穴。这里下一针，非常有助于排结石。你喝了大量的水，这里再一扎下去，这些泥沙样的结石就开始松动，再加上跳绳它就会下来，排瘀浊的效果非常好。

下半身久坐后湿气重，腰酸腿沉的，可以按肘部周围。肘部有众多的海穴，有小海、少海，还有曲池，这都是合穴。合穴对应人体的下半身，下半身湿气重，就多按摩肘关节，可以通秘结，导瘀血，倒仓廪，去陈莝，降浊阴，升清阳。

为何选人中水沟之尽头兑端穴？我们前面讲，面王以下人中这条沟周围，子处也，就是膀胱、子宫、子房的地方。

有些人人中沟周围长痤疮暗疮，说明膀胱泌尿系统有问题，提示她子宫里头可能长有肌瘤，男子就可能是前列腺的问题。不孕不育的，一般也是这里出问题，可以看得出来。人中沟乌暗的，说明她子宫寒，寒凝血瘀。人中沟代表水沟，是利尿，利水的。

有一个人急性腰痛非常厉害，治不好，人中沟那里下一针，在委中那里下一针，两针同时下去，腰痛就好了。

人中沟对腰肾，治疗生殖泌尿问题的效果是非常好的。沟，沟渠，是排水系统。人中沟就是利小便的。有的时候小便不通畅，你就用凤头，我们拇指一弯下来是龙头为首，食指一弯下来叫凤头，用凤头点按人中沟，点按到眼睛有些泪水，鼻子有些鼻水出来，等一下小便就比较通畅了。

有一个老人用了三天的导尿管，他问怎么办？我说用葱炒热了加酒敷肚脐，然后让孩子用凤头去点按老人的人中沟，点到痛得他不断地要退要走，坐立难安，鼻涕流下来了，眼泪流下来了。尿管一拔掉，哗啦啦尿就下来了，就用不到尿管了。

服侍老人如果你懂得穴位敷贴，可以免掉很多麻烦。碰到小便闭塞难通的，点按人中沟，再加上中极这个穴位敷贴。中极是什么穴？是膀胱经的募穴，募穴就是有力量的，可以利膀胱，让膀胱有力，把水邪挤出体外。中极这个地方用一张风湿膏贴下去，你本来老上厕所的，要三次的，贴过以后一次就够了，一次就把尿排干净了。

兑端是人中沟的尽端，对应的就是人体的极端，下面的端口。

为什么独泻太阳经，是手太阳小肠经而不是足太阳膀胱经？古代人认为将膀胱跟小肠靠在一起，膀胱的热度来源于小肠，小肠的热度从哪里来——心脏，心很热的时候小肠热，小肠一热像那个发动机一热的时候，水箱（膀胱）就热了。那么我想，水箱不要热过头了，开长途车开了十多个小时了，看到休息站要停下来，让发动机凉下来，那么水箱自动就凉下来了。所以你看膀胱自己无法控制水的热度，膀胱的水冷热与否全在于心脏，全在于小肠，心跟小肠相表里，小肠只要不烫，膀胱就清凉。

人为什么吃煎炸烧烤，小便就是黄赤，因为小肠热的时候，心脏就烦，心烦了再加重小肠热，小肠热的时候膀胱尿就变黄了，膀胱里头的水想要引上来救心火，不断引，水不够了，就浓缩变黄了。所以尿一赤，我们就取兑端、小海。不要等到已经尿路结石、尿痛了，滞塞了，才想到。只要吃煎炸烧烤，在外面喝酒，小便黄，就按兑端，按人中沟，然后配上手太阳经的小海穴，常按、常揉、常搓、常捏，常捏肘关节，小便就会清澈。

虽然小便没赤，但是眼中黄了，口是臭的，嘴是苦的，也应想到"兑端独泻太阳经"，古人治病以利小便为捷径。无论什么样的病，小便保持通利病都会减轻。

配穴歌赋

1. 一片风湿膏贴肺俞，专治咳嗽连声。如果你觉得还要清嗓子，再加上天突。

2. 兑端穴配小海穴，可以利尿通淋，相当于导赤散，可以清热利尿。

肠风下血、
白浊遗精

第29讲

刺长强于承山，善主肠风新下血。

针三阴于气海，专司白浊久遗精。

"刺长强与承山，善主肠风新下血。"长强跟承山两个穴位对便血、痔疮的治疗效果非常好，是治疗大便带血及一切肛周炎、肛门出血的特效穴。

长强穴，长久强盛，或者读长（zhǎng）强，生长强旺，它是一个生长增高增壮的穴。承山穴字意为山大的压力都可以承受，它在小腿。你看人一站直所有的压力都在小腿。这个穴位按下去，绝大部分人立马痛得不得了。承山穴也叫鱼腹穴，就是鱼肚子穴，我们把小腿看成一条鱼，膝盖这里就是鱼头，脚是鱼尾，脚踝是鱼的躯干跟尾巴的连接点，小腿承山这些地方就是鱼腹，鱼肚子。

小腿伸出来，在承山这里掐下去，啊的一声叫的十有八九肠胃消化不好，要么是慢性阑尾炎，要么是肠胃炎，要么就是肠道里头长息肉，总而言之，肠道壁都不太干净。怎么办？你天天去掐它，掐到使劲按都不痛了，肠胃就好了。

把承山周围的那些结节、筋结打散，身体下部肛肠的压力就缓解了。

　　鱼在鱼腹的肚皮下面排泄，所以我们把小腿比喻成一条鱼，那么承山周围就是鱼的肛门，这个地方是专门治肛门肛周问题的。基本上老师手一按下去，十个中有九个人都受不了。因为现在的办公室一族多久坐加饮食肥甘厚腻，运动锻炼少，十之九都有肠胃消化问题，要么已经得了病，要么属于消化功能障碍。所以平时消化不良，吃东西容易嗳气，容易肚胀，容易口干苦，厌食挑食，小孩子不长个儿、不爱吃饭，你就帮他按承山穴，经常去按，深呼吸，气就引到这个脚上去了。

　　按到承山的硬疙瘩变得松松软软，肠胃消化好了，胃口就开了。如果你不想按，没时间，也怕麻烦，用一张风湿贴剪四份，一天用到两小片贴下去，第二天再换，一般像小孩子胃口不好，消化不良，贴一周就好了。比你单吃午时茶、保和丸的效果还好。药穴对应的时候，药穴结合产生的功效是极明显的。

　　人身体有腋窝、肘窝、腹股沟窝、腘窝，还有一个承山窝。承山这个地方是薄弱之处，至虚之处便是容邪之所。

　　你看见我们的桌面很清洁，桌底下周围都是蜘蛛丝，这下面你清不到，蟑螂、蚂蚁一般是藏在这下面的，它不会藏在上面。病不会在你的前面，也就是阳面，它一般在你的阴面。只要每天将承山这里拍得热烫烫的，肛周疾患就靠边站。痔疮、前列腺疾病、妇科炎症的对治，通通可以拍承山这里。

　　现在肥胖的人比较多，肥胖的人走路时就像扛着一座山，最辛苦的就是承山。为什么呢？承山这里面积最小，承山、三阴交这一个圈是人体面积最小的，压强是最大的。只要将压力最大的地方舒缓了，其他地方都好办。

　　承山穴，泻压降压之穴。高血压的按承山，这个地方是降血压、降血糖的要穴。按承山，降糖药、降压药可少吃，也达到降糖、降压的效果。

　　"针三阴与气海，专司白浊久遗精。"针妇人三阴交，男子气海穴，可以治白浊久遗精。白浊久遗精，就是妇女白带量多、男子遗精，怎么办？三阴交跟气海都是生殖要穴。三阴交配上肚脐下的气海这两个穴，长按或者用药贴来敷贴，可以很好解决白带量多或者晚上遗精的问题。

为何要选三阴交？三条阴经交汇。为什么选气海？气能固摄。一个人有气力的时候，什么东西都抓得住。一个人没气力的时候，手就散了，脚就没力量了，走路都会软倒下去。所以他会流精，严重的会尿失禁，躺在床上尿都控制不了。

有人跟我讲他一旦有尿意了，在往厕所跑的过程中，就尿出来了，这也是精华外遗。拿一片风湿膏贴气海，再贴三阴交，那尿遗现象就缓解了。

有些妇女说她一咳嗽尿都出来了，贴一片风湿膏在气海，贴一片风湿膏在三阴交，再咳嗽，尿就会不出来了。

有些孩子晚上睡觉尿床，到了七八岁还尿床，既烦人又丢脸，他也不想，怎么办呢？用一片风湿膏贴气海，一片风湿膏贴三阴交，几乎三天下来就可以见到效果。本来经常遗尿的，治疗后可能就偶尔遗一次。再加上运动锻炼，加上远离零食、瓜果、生冷之物，那么他晚上遗尿的现象就被消掉了，这就是穴道之妙。

配穴集锦

1. 长强跟承山两个穴位对便血、痔疮的治疗效果非常好，是治疗大便带血及一切肛周炎、肛门出血的特效穴。

2. 承山是降血压、降血糖的要穴。

3. 三阴交跟气海都是生殖要穴，长按或者用药贴来敷贴，可以很好地解决白带量多或者晚上遗精的问题。

第30讲

五淋、盗汗

且如盲俞横骨，泻五淋之久积。

阴郄后溪，治盗汗之多出。

"且如盲俞横骨，泻五淋之久积。"盲俞跟膏肓这两个穴都是长肉的。盲字怎么写？亡月，月指肉，亡肉，就是说肉消耗得太厉害。

有一个医家，他只用膏肓灸。不管什么病，只要是常年好不了的，拿艾条灸后背的膏肓穴就会减轻。尿蛋白高也好，强直性脊柱炎也好，颈椎病也好，总之就是长久好不了的病，你去晒背烤背，把背部这个地方烤热，身体就会壮肉长肉。长肉以后你身体的膏油就增多，膏油增多以后，动力多了，这些病气就减轻了。膏肓跟盲俞这两个穴非常重要，说白了，它是专门负责长膘的。

有些人说，冬季进补，来年打虎。他冬季吃很多补药，为什么来年还是病猫，打不了虎？因为他吃了补药之后没有去晒太阳，没有去晒背。老年人吃了钙片，但不去晒背，他的骨头还是脆的。晒太阳之功不是补营养可以取代的。晒膏肓就能增强骨密度，骨密度一增强，五淋之久积，各种淋漓不尽的，像小便带血、淋病等这些久不愈的病，都可以治。

生殖系统疾病，找盲俞跟横骨二穴。为什么叫横骨？骨者，肾水也。横呢，你看我们锁门的时候，有一个什么东西，门闩。门闩就是横骨。门是竖的，门闩是横的，一打过去这个门就巩固住了。拿锁锁住，叫横骨穴。横骨穴就能够将你的骨髓油固住。艾灸按摩或敷贴横骨穴，可以固精，加上肓俞跟膏肓这些穴位可以补精，补而能固就是肓俞和横骨。二者能补精固精，是相互配合的，就可以泻五淋之久积。像淋病，排便和尿又排不干净，还排出好多精华的，就可以通过把多余的身体积滞排走，再把精华固住。

"阴郄后溪，治盗汗之多出。"盗汗的人非常多，什么叫盗汗？病态的出汗分两种，一种叫自汗，一种叫盗汗。自汗一般是气虚，盗汗一般是阴虚。自汗是什么意思？吃顿饭，满头汗出如水，淋漓不尽，衣服很快就湿了，就是在白天也要经常换衣服。盗汗，睡醒了第一件事是要换衣服，因为衣服全湿了，盗汗就是说这个汗水像盗贼一样，是偷偷摸摸出的。

更年期妇女自汗、盗汗就非常多。自汗、盗汗都有一个特点，气不够了，心缺血。汗为心之液，心在液为汗，阳主固气，汗水是津液，多是由于毛孔固不住。所以我们必须找到补心液的。盗汗一般是热很久病很深，晚上来的。久病，病又很深，我们找什么穴？找郄穴。郄穴，孔隙藏得很深。

心经的郄穴是什么？是阴郄。就是说，心经的阴液藏得很深，这地方能够将阴液藏到缝隙里头，不会暴露出来。像你把酒藏在酒窖里面，酒香不会泄露出来，这就是一坛好酒。以前挖酒窖，要藏得深一点。郄是很深的意思，孔隙，把阴分藏得很深叫阴郄。

"一泻阴郄，止盗汗"，古籍有这种说法。读了这种古籍，如果不懂背后的机理，读完以后还是会忘，你看我来解一次阴郄，你会知道它是如何治盗汗的。

有一个老妇人睡醒以后，全部头发都是湿的，得用吹风机来吹头发。我说剪一小块姜贴，贴在阴郄那里。老妇人再睡醒起来准备拿吹风机时，发现怎么头发是干的？不用吹头发了。所以你只要看到家里有老年人，一动就大汗淋漓的，就拿风湿姜贴贴阴郄，晚上早点睡觉，这个阴分就可以藏在缝隙里不出来，像什么？像青蛙、蟋蟀、虫蛇，暴露在地面上，就被人抓住了。

如果钻到缝隙里，你挖空心思也抓不到它。阴郄就是阴分藏很深，藏到骨缝隙里头不会轻易出来，所以阴郄治盗汗之多出。

那后溪呢？为什么后溪可以治盗汗之多出？后溪督脉通于颈，后溪是通督脉的。后溪穴可以固阳气，督脉乃阳气之海。我们看练劈砖的时候用到的掌刀，掌横纹的尽头处是后溪，就治颈椎僵硬。所以颈椎僵硬时，使劲地去搓后溪，等一下颈椎就没那么僵硬了，或者多做两手互相敲掌的动作，后溪对敲可缓解颈椎病。

后溪能够通督脉，督脉又是阳脉之海，阳主固，升阳可以除湿，所以那些汗水往外面出的症状，一提高它的阳气就可以固住了。后溪是带"溪"的穴位，可以增强阴液。盗汗一般是阴虚火旺，阴郄养阴，后溪清热，养阴清热，盗汗就减轻了。

所以我们用拳拍掌根，就是后溪拍打阴郄，这招是止盗汗的。

配穴集锦

> 1. 肓俞、横骨能补精固精，二者相互配合，就可以泻五淋之久积。
>
> 2. 盗汗一般是阴虚火旺，阴郄养阴，后溪清热，养阴清热，盗汗就减轻了。
>
> 3. 后溪对敲可缓解颈椎病。

消化不良

> 脾虚谷以不消，脾俞膀胱俞觅。
>
> 胃冷食而难化，魂门胃俞堪责。

"脾虚谷以不消，脾俞膀胱俞觅。"脾胃虚弱以后，五谷消化不了。灶底无火，取脾俞、膀胱俞。怎么知道一个人是脾虚呢？完谷不化，食而不能化，食物吃进去了，排出来的还是原样，大便不成形，稀溏，就是脾虚。脾主运化，所以完谷不化是脾虚的表现。

病人一过来就说，很多年了，怎么大便老是不成形呢？我说这太简单了，搞点苍术跟泽泻泡茶，第一天喝下去，第二天大便就成形了。

这两味药能让大便成形，是什么道理？苍术雄燥，干爽，气味雄烈，它可以运脾，是补脾圣药，补土的。土气足，大便就成形。就像泥泞的道路，铺上土过后就干爽了。苍术可以让肠胃干爽。泽泻，利水渗湿，是排水的。

怎么大便不成形要利水？机理是"利小便而实大便"。

只要有小孩子水泻过来找我，我就用炒白术跟车前子，打成粉，叫作止泻神方。炒白术起升高路面的效果；车前子起到排水沟的效果。

脾俞穴是干什么的？培土，健脾，升高路面；膀胱俞呢，利水，利尿，排湿。所以一个是扶正，一个是驱邪；一个提高身体运化能力，一个给身体的邪以出路，所以它就可以把脾胃虚弱治好。

"诸湿肿满，皆属于脾"。湿气重，会加重脾虚，所以利湿就可以减轻脾脏的压力。

老师以前在学堂讲课的时候，碰到一个做人事工作的，他说他很疲倦，每天做这么多事，估计是气虚了。我说你应该去运动，发汗。他说这么累了还去发汗？我说你这个累是假累，不妨去跑步排汗。他按照我说的去跑步，一跑步发汗，人反而清爽了，精神了，有力量了。

他终于相信，原来有的时候疲劳其实是水湿重，不是真疲劳。只要将水湿排出体外，人就清爽了。

所以脾俞、膀胱俞这两个穴位，是可以让人神清气爽的，是补力气的，是升阳除湿二要穴。

脾俞是升阳的，脾能升清阳；膀胱俞能降浊阴，能排湿。这升阳除湿二要穴，治疗的范围可不是这么狭窄。

中医经典上讲，"九窍不利，肠胃所生，脾虚治九窍不利"。脾胃虚弱以后，你看老年人，吹阵风，眼泪就流了。天气一凉，鼻涕流个不停，耳朵嗡嗡作响。再老一点，讲话都漏口水，嘴唇也颤抖，这些都是脾虚。

这时要找到脾俞跟膀胱俞，是后背的穴。为什么推背对身体那么重要？因为后背有大量的背俞穴，就在膀胱经上。

我们面朝黄土背朝天的时候，太阳一晒，就是在补虚。老年人要身体壮，晒太阳是不可缺少的，阳光可以补后背的背俞穴。

在老师看来，背俞穴就像楼顶的太阳能热水器，背俞穴可以将太阳能转换成气血能量。

所以晒背、推背跟后背的拔罐都能补。拔罐是什么？把堵在背俞穴的水湿拔出来，然后让阳光能够晒进去。晒进去以后，水液各方面就会变得温暖，手脚就会变有力，冰凉感就会消失。

有一个近百岁的老寿星，每天都会搬椅子到院子里头晒背。如果没有太阳出来就拿吹风机的暖风来吹背。

所以养生要听谁的？听这些长寿老人的，看他们的习惯。他们可能不会讲，但他们会做。养生有的时候不光是看别人吃什么，还要看别人的行为，都做什么。所以晒背是延年益寿之举，很多人是不知道这条长寿规律的。

"胃冷食而难化，魂门胃俞堪责。"怎么知道胃冷了？手是凉的，嘴唇是偏白的。胃主四肢。

我们经常看到女孩子嘴唇偏白，贫血，脾胃消化不良，这是胃冷了。所以应该吃一点姜，这样嘴唇才会红，手脚才会暖。

食而难化，非常难以消化。这时最好的办法就是艾灸。艾灸哪里？灸魂门、胃俞。堪责，就是说应该受到重视。胃阳不足，不能腐熟水谷，饮食难以消化，就应该艾灸魂门跟胃俞两个穴，可以宽胸和胃，增强运化。

中医认为，肝藏魂，肝属木，魂门就可以加强木气。柴火不够了，饭就煮不熟。木气不够了，胆气就不够，会影响一个人的消化。

老师发现一个规律，胆小的人消化都不太好。可以用六君子、参苓白术散，吃一吃，补补虚。为什么胆小的人一般消化不好？中医认为胆是排泄津汁的，要将这些津汁排泄出来，就需要力量。胆小的人就没有力，没有力叫作小，有力叫作大。有力的时候，胆的津汁就会喷出来，进到胃肠道里头，消融宿食，消化就很彻底。胆中的津汁是滚烫烫有热气的，冷食会被溶解掉。

你看到，一般胆大的人吃饭，都是大口大口的，消化好，不容易撑；胆小的呢，只要吃快一点，多吃两口，胃就好胀。

胆大的人木气旺，木气一旺，众人拾柴火焰高，很多柴草下去，火就烈，火烈了，人就有能量，有力量，水谷就消化得彻底。我们可以通过提高木气，让消化更彻底。

一般人去琢磨，怎么胃冷食而难化，要用魂门？想不清楚。那是因为你不理解魂门可以治疗心窝发冷。

只要艾灸魂门，魂门一暖就增加了木气，增加了木气，锅内的那些食物就会蒸蒸日上，就会充满热量。所以烤背，包括晒背是非常重要的。老年人只要在院子里一晒背，阳气一出来，胃口就好。阳主运化，这是魂门、胃俞两个穴的作用。

健脾胃最出名的方子叫什么？是四君子汤、六君子汤，六君子汤有陈皮、半夏，陈皮是行气燥湿的，行气的药有助于提高肝的疏泻能力。行气的药就相当于魂门，健脾胃的药就相当于胃俞。

为什么胃冷症要服香砂六君子丸？香是木香，也有人用香附。这不是疏肝理气吗？它是在行魂门之令。砂呢，砂仁，它也是暖胃的，又能行气。所以，但见口泛清水的，用香砂六君子丸，吃一次下去就减轻。

有些虚弱的人，中午睡觉的时候，口水流得满枕头。平时觉得胃不断反清水，清水犯上咽喉，流到嘴角，甚至会流清鼻涕。诸病水液，澄澈清冷，皆属于寒。哪里寒凉？中焦寒凉，中土寒凉，就是胃冷食而难化。胃虚冷了，中焦中土虚冷了，它化不了。

我们用香砂六君子丸或者理中丸，就可以治疗口流清水。脾胃开窍于口，不仅可以治疗口流清水症，还能治鼻流清涕症，以及冷汗淋漓症或者小便清长。

老师碰到一个老人，他说他晚上夜尿非常多，量多，次数也多。尿频、尿多一般要补肾、固肾。但他吃了金匮肾气丸，仅稍微好转，不能根治。我让他再配合香砂六君子丸，朝服香砂六君子丸，夜服金匮肾气丸。吃完以后就好了，夜尿频多的现象就消掉了。

因为久病不能光治肾，还要治脾。

胃冷食而难化。食代表什么？吃进去、喝进去的皆叫作食，这些水饮，它化不了，它叫作胃冷，包括胃下垂。

我让他去检查，一检查，果然是胃下垂。香砂六君子丸，刚好升提脾胃，治疗胃冷症。

所以你以后碰到家里的老人，如果胃冷，手脚凉，小便清长，让他早上服香砂六君子丸，最好用几片姜泡水来送服，那么晚上夜尿现象就会大为减轻。

一切胃下垂、膀胱下垂、肾下垂，都可以用这个思路让它升提起来。

当然如果你不喜欢吃药，想免于吃药，那就用艾灸。艾灸魂门、胃俞，可以升提脏气，可以抗衰老。

胃冷过后，胃是缩的，像一个袋子一样，是垂下来的，它装不了多少东西。艾灸以后，它的气就饱满，胃就丰隆起来，它装的东西就多了。

艾灸胃俞、魂门，可以提高胃受纳的能力，让胃装更多食物，消化得更彻底。

什么时候要用脾俞、膀胱俞？什么时候要用魂门、胃俞穴呢？

怎么看出一个人是脾虚还是胃冷？中医治病，有的时候就是一眼望过去，就能将病根给揪出来。

如何看一个人脾虚？

倦怠嗜卧，少气懒言，就是说非常懒动，不想动，手也懒得举起来。迟步，走路慢吞吞，慢悠悠，好像压力过大，非常累。

古人讲"脾"字，通"疲"，眼皮都很难抬起来，就是脾虚了。

一旦诊断病人属于脾虚，就可以用脾俞、膀胱俞这两个穴位。

怎么诊断一个人胃冷呢？夏天了，还穿厚袜子，穿很多衣服，系围巾，手还是冰凉的，温度不够，打喷嚏多，这多半是胃冷。

中医不是见你打喷嚏就治你的鼻子，而是治你的胃。胃的温度一够，鼻炎就没有了。

你看有花粉症的，只需要在身体后面，胃俞跟魂门穴位那里，加大艾火去灸，就不会过敏了。

老师看那些养蜜蜂的，没有一个有鼻炎的。花粉满天飞的时候，他带蜜蜂到山谷里头去采蜜，那么浓的花粉，都没有打喷嚏，也没有鼻炎。为什么呢？因为他们打着赤膊在做天灸。后背晒太阳晒到滚烫以后，胃俞跟魂门都打开来，吸纳，转变为热量，鼻窍就打开了，怎么会堵塞？所以花粉进来，都被吞吐浮沉了，根本不堵塞。

所以在老师看来，所谓的鼻炎就是空调吹多了，凉饮喝多了，冷果吃多了，这三多，再配上睡眠不够，运动量减少，三多两少。

有人说中医治不了本，那是因为他没有接触养生中医，没有接触预防医学。只在药物上面打转，医路是走不宽，走不远的。

老师还发现现代人普遍有两个现象，一个叫迟步，一个叫含肩。

大部分病人一过来，我一眼望过去，脚迈不开的，叫迟步。

人只要出现迟步，走路很慢，下楼梯时走一下扶一下，害怕，就是肠胃冷了，所以用金匮肾气丸，有肉桂，有桂枝，有附子，是暖胃的。

胃冷食而难化，可以用金匮肾气丸补灶炉之火，让锅内的食物彻底变熟。吃了这个以后，吃饭就有食欲，有感觉了。

所以一些常年胃下垂的，看到食物就没有欲望的，吃金匮肾气丸后就有食欲了。

又有一次，我骑车路过珍子围村的时候，有一个阿姨在晾衣服。我看她晾衣服的时候举不了太高，肩抬不起来，足是手举起来。我问她肩周炎多久了？她一下子视我为知音，说她没有去看过病，也没有跟我讲，我怎么知道的？

我说看出来的，她的肩抬不起来，含肩。我说她不单是肩周炎，胃还不好，脾胃不好，看到美食都无动于衷。

她说是的，即使家里做最好的菜，她都吃不了多少。我让她赶紧服参苓白术散。

服完以后，第二次经过那里，她就拿出萝卜干来感谢我，是她自己做的。她说吃了参苓白术散，肩就好了，晾衣服上举也没问题了。

为什么呢？因为我看出来，她属于脾虚谷以不消，脾胃虚了，肩是抬不起来的。

好多人的肩周炎是假肩周炎，是他脾虚谷以不消，看到美食不想吃。一旦将脾治好了，他肩想抬多高有多高，可以肆意地挥洒。

人有两个衰老的迹象，一个是含肩，这个肩缩了，紧了，或者举不起来叫含肩；一个是迟步，就是说走路，脚迈不开步，下楼梯很害怕。

含肩跟迟步的原因就是脾虚跟胃冷。脾虚，手脚就会没力；胃冷，手脚就会发凉。

手脚没力，手脚发凉，艾灸脾俞、膀胱俞、魂门、胃俞，也就是让后背晒太阳。

都说我们赤脚走路，好厉害。我们还有一招，晒背，天灸。晒背可以将背上的膏油晒熔化，能为身体运化吸收。你看天气冷了，家里的油会板结，板结就吃不了，它在热火里头一加热，就会溶化。

你看老师怎么治疗脂肪肝。不是简单消脂。我碰到一个血脂偏高的病人，他把荷叶茶、决明子茶吃个遍，始终都降不下来。

我说在荷叶茶跟决明子茶里头加砂仁，砂仁是暖胃的，他一吃，血脂就下来了。

现在医者都只知道荷叶茶可以减肥消脂，知道决明子茶，却不知道放砂仁来将油脂软化。

砂仁是非常暖的一味药，碰到胃里头冷的，不断口吐清水的病人，就用砂仁，拿一个嚼后吞下去，一会儿胃就暖了。

在老师看来，脂肪肝、囊肿、积液，包括血脂高，都像猪板油，没有化开来，一化开来，一流通，全部都没了。有双下巴的，有富贵包的，都是身体这些"板油"没有化开，我们只需要烤背。后背晒太阳，晒到滚烫，身体就很灵活，血液就流通得很顺畅。

砂仁就相当于脾俞、膀胱俞，就相当于魂门、胃俞。因为它能暖脾胃，暖腰背，暖肝胆。

配穴集锦

1. 很多年的大便老是不成形，用苍术跟泽泻泡茶。

2. 严重的水泻，用炒白术跟车前子打成粉服用。

3. 血脂偏高，在荷叶茶或决明子茶里头加一点砂仁。

4. 脾俞、膀胱俞这两个穴位，是可以让人神清气爽的，是补力气的，是升阳除湿二要穴。

5. 胃阳不足，不能腐熟水谷，饮食难以消化，可以艾灸魂门跟胃俞两个穴，宽胸和胃，增强运化。

6. 艾灸魂门、胃俞，可以升提脏气，可以抗衰老。

鼻痔、瘿气、寒疝、 病疮

第 32 讲

> 鼻痔必取龈交，瘿气须求浮白。
>
> 大敦照海，患寒疝而善蠲。
>
> 五里臂臑，生病疮而能治。

"鼻痔必取龈交。"鼻是什么？鼻是指过敏性鼻炎、鼻息肉。痔是什么？是滞塞、阻滞，像痔疮。

我们切脉切到肺脉亢盛，一般有两种可能：一种是肺气重了，会口臭，口浊，尿赤；一种是有痔疮。

因为肺通调水道，是水之最高的源。源如果热了，流就热，所以肺气亢盛，我们可以用枇杷叶、黄芩清肺热，继之小便也清澈了。

为什么肺气亢盛，会得痔疮？肺跟大肠相表里，肺热会移到大肠去。像发动机久热而不退，火烟筒就会被烧红，最后烧烂掉。

龈交穴在哪里？在唇齿之间，唇跟牙龈肉之间。这个地方是什么？它是痔疮点，就是说治痔疮的。有些人专门学挑痔的，要把痔疮这个地方挑开来，就取嘴里面龈交穴周围青筋瘀暗的地方，用针挑开来，痔疮就会散掉。

它是什么机理？你看龈交穴是督脉尽端之处，尽端之处一般代表肛周。

肛周，《难经》称其为下极，下极为魄门。下到极致，督脉从头顶的百会穴一直往下到极致——龈交穴。

脾胃上开窍于口，即嘴巴，下开窍于口，是肛门。

口腔溃疡用泻黄散，嘴唇煞白要用健脾胃的补中益气汤，脱肛也是用补中益气汤，因为肛门也是脾胃的出口。

一个人有前列腺炎、尿道炎，用补中益气汤加菖蒲就治好了。怎么尿道炎也用健脾胃的？脾胃开窍于口，尿道口也是口——膀胱口。

还有慢性中耳炎。记住，所有慢性炎症都要调理脾胃。慢性中耳炎，老流脓水，无论吹多少粉末进去，始终没有根治。就服用补中益气丸，耳朵的脓水就收口了。

所以老师凡看到流脓水的，不论是肉上长的疮，脸上的、耳上的、七窍的，只要疮口流脓水，清水久不愈，就用补中益气汤收口，起效非常快速。

烂一个口，流清水，根据脾胃开窍于口来对治。

龈交是通利胱肠的一个穴，它是水沟穴下来的。下面胱肠通利了，上面鼻子就会舒服。而且龈交是靠近鼻子的，迎香、龈交这些穴位，可以开鼻窍，利胱肠，将滞塞搬开。现在得鼻息肉的人那么多，什么原因？久坐加辛辣烧烤。

久坐以后，下焦肛肠就会堵塞，所以十人九痔。吃辛辣，辛走肺，肺热了，鼻子就容易长息肉，长鼻息肉后要小心，一般痔疮是随之而来的。长痔疮的，一般鼻子就会有小息肉了。鼻子有小息肉了，痔疮就会随之而来。因为肺与大肠相表里。

所以我们要戒久坐，久坐以后龈交会堵塞。

有些人走过来嘴唇乌暗，这是龈交堵塞了。我们常讲的，身体下部堵塞，中部就会瘀滞；中间瘀滞，影响身体上部，人就会烦躁。

如果一旦疏通身体下部，中部就畅通，中间畅通了，身体上部的烦躁感也会解除。

"瘿气须求浮白。"什么叫瘿气？瘿瘤病，就是甲状腺肿、大脖子。

你自己摸摸下颌，周围如果有条筋很硬，或者有结节的，你平时放松，精神好就没有了。一旦熬夜，缺水，吃煎炸烧烤，发脾气了，这地方就有硬结出现。

吃煎炸烧烤、发脾气，热久以后加上熬夜，这个硬结会越来越大。一下子就成咽喉炎了，音声就沙哑，喉咙就痛，怎么办呢？找浮白穴。浮白在哪里？在胆经，偏头部。我们原始点按的地方就是这里。

"废物堆积找胆经"。肠、胃、肝、心、肺，只要是有废物堆积就找胆经。废物是什么？痰湿、瘀血、气滞，这些都是人体废物。所以胆经就是身体的保洁人员，就是五脏六腑的清理工，就是身体经络的环卫人员。身体的清道夫，是胆经。

侧面拍打，偏头拍打，身体的废物排泄就会很快。常做身体侧面敲打的人，排大便就会很快。

为什么叫浮白穴？浮是浮起来。白呢，就是没有。就是说这个穴位可以将胆经的瘀滞，从沉积在身体里面的深层次浮起来。浮起来，最后散掉了，没有了，叫浮白。所以浮白穴可以消肿散结。

胆经抑郁，当断不断的，身体就容易长结节，比如乳腺结节。

你看女孩子做事非常果断的，不会在那里纠结的，一般就气血通畅。一纠结就容易出问题，赶紧去跑步，把气机跑通了再来做决断。

老是在一个事情上决断不了的，身体就开始纠结，纠结日久就长结块。

思虑过度，思则气结，叫纠结。纠是什么？纠缠不清。我究竟要不要做这件事情？要不要呢？想了三天，还决断不了。纠结会让你的身体容易长结块。

长期思虑过度，纠缠不清的人，特别容易长包块，是包块体质。

"思则气结"四个字，就把包块、结块，不论是瘿气、鼻痔、胃息肉、痔疮的发病机理都说明白了。

浮白穴，让邪气浮出水面，散掉。它可以发汗，可以利小便，可以解郁。

但你不要等到脖子大了才用这个穴。我们可以未病先防。只要有较劲的情况，就按按浮白穴，把整个额角都按通。

有些人说，实在不知道浮白在哪里。那就用拳头来梳头，你发现梳三百下的时候，刚才跟谁较劲的，忘了。那就是舒解开来了。

以前的人就干梳头，用梳子或手去梳头，疏通浮白，汗出一身轻，积滞就会浮出水面。

"大敦照海，患寒疝而善蠲。"大敦是哪条经的穴？是肝经。照海呢？是肾经的穴。肝肾寒凝气滞了，就取这两个穴。

大敦是肝经的，大敦主疏肝理气。情志抑郁找肝经。所以如果你最近郁闷了，与其在那里纠结，不如拿出鞋子，拿出鞋子干什么呢？找你的大敦穴，大敦穴在肝经的起始，在足踇趾旁，然后就开始拍。拍打大敦穴，身体就不会长一墩一疙瘩。

你看有些人，身体长很多脂肪瘤，脖子长结节，耳后淋巴也长结节。为什么这么多"大墩"呢？因为肝气郁滞，他一定经常不开心。不开心的事情经历日久，就会肝气郁结，肝气郁结就容易长包块。

中医讲疏肝解郁，就可以去包块。郁结郁结，无郁就不成结。没有郁闷，怎么会长包？

现在有人说，曾老师，要怎么克癌症？要如何消肿块？家庭里有老人，有不开心的人，都有可能面临包块、肿块的危机。你们要未病先防。怎么防呢？就是防止不良情绪出现。几乎身上长包块的都会有情绪郁结。怎么化解呢？把鞋脱了，拿鞋拍打另外一边脚的大敦穴，它可以疏肝解郁。

大敦穴是肝经起始穴，是肝经的井穴。井主心下满，主治心中有各种不满情绪。井穴一般在哪里？在指尖、脚尖，靠尖的地方，指甲片边缘，就是井穴。

老师一看指甲寒凉，指甲煞白，月牙不长，我就知道了，可能内心有冷漠、纠结的情绪。气血都没有到指甲下，我们可以通过指甲诊断出来。

我一看月牙不长的，可能吃冰饮了，懒动，不爱出汗，而且女性会经常纠结，纠结到肝气郁结就长不出来月牙了。非常乐观的人，笑容多的，指甲是红的，月牙是饱满的。

有些女性的乳腺长了结块，那就多去做用指尖的细活。搬石头用指尖搬，搬着搬着，结块就没了。再有，多打赤脚，刺激大敦穴。

受寒有两种：一种是外寒，就是外面的寒气，吃冰饮凉。还有一种是内寒，内寒就是对万事万物都持悲观消极态度。所以有句话叫作，"良言一句三冬暖，恶语伤人六月寒"。

一个人老是讲抱怨的话，沮丧的话，悲观的话，就是受寒了。这种寒会让新的气血无法行通到手上，所以先会出现手麻，进而会出现腕关节痛，然后会出现走不利索，最后是肩周炎，肩抬不起来。

所以冰冻肩的，不要以为远离了寒凉，远离了风扇，远离了空调，你的肩就会好。你不远离悲伤跟纠结的情绪，你的受寒就还没有间断。

任何医学，如果不在情志上面猛下功夫，它的治病效果都是暂时的，只能说是短期疗效。

无论用消炎药还是打封闭针，效果多么好，都是短期疗效尚可，想要取得长期疗效，需要学中医的疏肝解郁法，比如打赤脚。

若要身体好，赤脚满地跑。赤脚跑，井穴就开了。开井穴，井主心下满，那么，心下的各种不满通通会化解开来。

喜乐的心是疗伤圣药，悲伤的灵能够让骨枯槁。

现在很多人有腰椎间盘突出，有些人说肯定是因为坐姿不当，可是他纠正了坐姿还是突出；有些人说因为长期疲劳，可是他早睡早起后依然突出。

坐姿不正、疲劳是腰椎间盘突出的部分原因，但还有一个更重要的原因，会导致腰椎间盘突出。老师治疗腰椎间盘突出为什么要用四逆散？就是因为人不开心了。因为腰椎间盘突出，那个突出的地方就是郁结点，就是骨锈。不开心了，气就会不畅，气不畅，局部就会有纠结。

就像你开车一样，只要一个地方堵车了，车就过不去，久了那里就会像像松树打瘤结一样。

初期的不开心是小结、小堵，还有单行道可以通过；长期的不开心，连单行都堵住了，都过不了了，只能骑自行车从中穿过去。

所以治疗腰椎间盘突出，别忘了用四逆散，没有情志的抑郁，就不会有突出结块之疾。

"喜乐的心是疗伤圣药，悲伤的灵可以令骨枯槁"。这是我们在经典中找到的疏肝解郁治骨里头长包块、结节的理论依据。

人只要严守住了情志这个阵营，其他病都好治。"慎风寒、节饮食、惜精神、戒嗔怒"是保生四要。

你看那些反复得胃病的，用任何胃药都没办法的，你让他情志开心，他的胃自动就会好。中医叫木能疏土，情志条达，胃口就好。所以我们中医用柴胡疏肝散，居然能治胃病。

有一个教授，他是治胃病的专家，而用的方子都是柴胡疏肝散。

他的学生就纳闷了，柴胡疏肝散是治疗肝的，怎么拿来治胃病？他说你们去看，将柴胡疏肝散打成粉末，给得胃病的人吃，十有八九都会觉得胃很舒服。

为什么？因为肝开心，肝开心了就不会踢打胃，然后胃就会感觉很舒服。

"见肝之病，知肝传脾，当先实脾"。一般有肝病的人不会肝先痛，而是先拉肚子，大便不成形。嗳气，口臭，我们就知道他肝出问题了。所以肝病一定要治脾胃。那胃病呢？胃病一定要治肝胆。如果有治不好的胃病，那是因为不懂得治肝胆，疏肝解郁。

"五里臂臑，生疠疡而能治。"五里、臂臑，是哪条经的？是阳明大肠经。大肠主肌肉，大肠经可以治身体长疮。

为什么长疮痈要选择大肠经？大肠者，大畅也。疮痈就是身体大肠排泄不畅的结果。

为什么是五里跟臂臑？它们是可以让身体长肉的穴。

我们练俯卧撑、肱二头肌，把肌肉练好以后，身体中肉溃烂之类的问题很容易好。臂臑，臂就是有月，也就是肉；臑呢，月需，需要的需，就是说你需要肉，就把这里练强大。

老师有一招对付糖尿病，就是多做俯卧撑。本来糖尿病造成的烂脚很难治好，多做俯卧撑以后，伤口就很容易好。

我昨天听到有一个学生说，他以前受伤后，伤口流血要流很久才能愈合，现在每天练一百个俯卧撑以后，一两天就好了。以前一受伤就血不止，用止血贴后，一撕开就又流血了，那时的凝血功能很差。现在经常打赤脚、习劳以后，不小心脚铲到了，扎出血了，没去弄它，等一会儿血就自动凝结、凝固了。

我说那是因为他练俯卧撑之后，臂臑、肱二头肌饱满了，疗伤、愈伤能力增强了。

五里、臂臑是伤口修复二要穴，生病疮而能治。即使是很严重的，你就拼命地拍打五里、臂臑与做俯卧撑，练肱二头肌，肱二头肌丰隆起来后，身体任何一个地方的疮口很快就能好。

三年五年之疮痈、烂肉病，包括有些人的痔疮、烂疮痈、褥疮，都应该坚持每天做俯卧撑。

老师让中风偏瘫的一个老年人练臂力，他说只有一只手能动，身体后背久睡床，背都烂了。我让他用能动的那只手举哑铃，没有哑铃，举砖头也行，天天举一千下。一次举不了，就分多次。

这个就叫作"举手之劳"，可以治百病的，可以缓解病情蔓延。

五里、臂臑，在上臂。所以只需要举重，身体长的疮就会好了。

中医治疮必治痰，二陈汤治疮痈效果非常好，五里臂臑就是二陈汤，就是化痰丸，就是补肉二要穴，就是疗伤愈疾的两大王牌穴。

有人得糖尿病后，眼睛就花了，就看不到了。糖尿病的并发症一个是损伤视神经，另一个是让脚容易溃烂，怎么办呢？就取五里、臂臑。

时常将手臂高举，练举手功。举手之劳，疗愈疮痈、烂脚丫。这些总治不好的病，你只要举举手，把肱二头肌练出来，疮痈就很容易治好。

配穴集锦

1. 口腔溃疡用泻黄散；嘴唇煞白要用健脾胃的补中益气汤；脱肛也是用补中益气汤。

2. 前列腺炎、尿道炎，用补中益气汤加菖蒲。

3. 所有慢性炎症都要调理脾胃。

4. 只要疮口流脓水，清水久不愈，用补中益气汤收口，起效非常快速。

5. 迎香、龈交，可以开鼻窍，利胱肠，将滞塞搬开。

6. 浮白穴可利发汗，可以利小便，可以解郁。

7. 不要等到脖子大了才用浮白，我们可以未病先防，只要有较劲，就按浮白穴。

8. 大敦、照海这两个穴就对治肝肾寒凝气滞，寒凝选照海，气滞选大敦。

9. 任何医学，如果不在情志上面猛下功夫，治病的效果都是暂时的，叫短期疗效尚可。

10. 学中医的疏肝解郁法，比如打赤脚，可以取得长期疗效。若要身体好，赤脚满地跑。

11. 反复得胃病的，用任何胃药都没办法的，让他情志开心，他的胃自动就好。

12. 中医治疮必治痰，二陈汤治疮痈效果非常好，五里、臂臑就是二陈汤，就是化痰丸，就是补肉二要穴，就是疗伤愈疾的两大王牌穴。

13. 时常将手臂高举，练举手功。举手之劳，疗愈疮痈、烂脚丫。

痒痛、瘾风、月经不调、月经过多

第 33 讲

至阴屋翳，疗痒疾之疼多。

肩髃阳溪，消瘾风之热极。

抑又论妇人经事改常，自有地机血海。

女子少气漏血，不无交信合阳。

"至阴屋翳，疗痒疾之疼多。"至阴是膀胱经的井穴。痒，一般在哪里痒？在皮肤。有两条经络管皮肤，肺经跟膀胱经主表，肺经管的肌表偏于上半身，膀胱经管的肌表是全身的，所以我们选膀胱经的井穴。为什么痒症要选井穴？痒的话肯定会心烦，被蚊子叮咬了使劲地抓，不抓出血来都感觉不过瘾，非常烦躁郁闷。井主心下满。井穴在指甲边，井穴大多偏于人体的肢端，肢端是阴阳交汇之处，能沟通阴阳。像井，下面接地下的阴水，上面接露天的阳气。

心下非常烦满、躁痒、瘙痒，很难耐，这时就选取至阴穴。至阴是膀胱经的，它是跟地面接触的，按这个穴位叫引阳入阴。瘙痒这些湿毒浮于皮表，至阴穴一按，它有助于水湿分消到膀胱去。至阴利水消肿、除烦，井穴除烦的功用非常强大。

你们打开思路想象一下，寺庙的和尚总拿着一串念珠，用手指去拨。假如你没学中医，你以为这只是在数息，其实他还在开井穴。你自己可以拿一百零八个念珠在那里拨，你会发现，烦的时候，你一拨，认真专注在你的念珠上，心就静下来了。

这样做是有道理的，因为这个动作同时开到很多井穴：大拇指的少商，食指的商阳，是肺经、大肠经的穴。肺的井穴开了，那人就不会郁闷，大肠经的井穴开了，肠道就会顺畅。

现代医学研究发现，人的肠道跟大脑是有关联的，叫肠脑，所以肠腑、肠胃的功能直接影响大脑，一个人老是肠胃出问题，他的记忆力可能变差，记东西很辛苦。

容易感冒拍肺经，人要无病拍大肠经。

大肠经负责传导和消化。大肠经可以通秘结，不光是通大便的秘结，还通有一些事情想不通的结。肝有郁结，肠也有，大脑也有，反正想不通的，开大肠经的井穴。肺跟大肠经相表里，所以多按这两条经络的井穴，可以让颅脑感觉开阔。

营盘村有一个阿叔，每次应酬回来，身上就要痒三天，搞得他不去应酬也不行，去了回来又郁闷，问怎么办。我说打赤脚。你看打赤脚，没学经络的时候你不知道，以为是刺激涌泉穴，学了经络你就知道，"至阴屋翳，疗痒疾之疼多"，是利用至阴、屋翳两个穴位。

屋翳在哪里？屋翳属于胃经，在胸部，主解表。翳就是房屋的屏蔽，屋檐，那些挡水的，翳就是阻挡，比较高，所以它在胸部。你做俯卧撑就能开屋翳。

屋翳这个穴是发汗解表的穴，至阴是利水消肿的穴。一个人打赤脚有助于利水消肿，因为至阴穴接地气。一个人做俯卧撑半做状态时就是开屋翳，鼻子、额头会源源不断出汗了。所以营盘村的大叔第一天打赤脚走，第二天痒疾就没有发作了。从此他养成走营盘山那条路的习惯，痒的问题就解决了。

现在很多过敏的、瘙痒的，是因为至阴没有接地气，膀胱经的井穴没有开，他的尿排不干净，皮肤就瘙痒，心就烦，一个至阴穴就可以搞定。

哪种病是又痒又痛的？一熬夜，吃煎炸烧烤就发起来，既痒又痛的——青春痘。脸上痒得不得了，动下就鼓起来，还很痛。这时取至阴和屋翳穴就是专治青春痘的，效果非同凡响。

在上大学的时候有一位师兄，他家祖传中医，他读大一的时候就开始有本校的女生找他看病。大三的时候，外校也纷纷有人过来，全部是脸上长痤疮的。他治疗痤疮，十拿九稳，非常有把握。后来我向他学习，发现他治疗痤疮就一个方加加减减变化，非常厉害。

这个方子就是麻黄连翘赤小豆汤。麻黄是解表发汗的，它相当于屋翳。屋翳在屋的外面，相当于人的皮表外，保护屋子的。连翘、赤小豆，相当于至阴。赤小豆是做什么的？利尿。为什么选赤小豆而不选择黑豆？赤小豆，色红入心，痤疮都有痒，诸痛痒疮，皆属于心。为何要加连翘？连翘能清心除烦。你到药房去看连翘就是一个心的形状，像一颗心，里面空的，能将烦给空散掉。

银翘散，治风热、风疹瘙痒。其中有金银花，花类能够清心，连翘可以除烦，重用连翘是很能除烦扰的。你看这个三豆饮，专门治包痘类，所以我们中老年人多吃赤小豆汤之类的，可以缓解身体长包块、脂肪粒、脂肪瘤如豆的情况。赤小豆是非常好的补心又利水的药。

拍打胸脯开屋翳，打赤脚小跑开至阴，再配合麻黄连翘赤小豆汤，十拿九稳治痤疮。

"肩髃阳溪，消瘾风之热极。"什么叫瘾风？瘾风就是荨麻疹。吃了不干净的东西或者天气变化时，由内到外热极生风，非常瘙痒。热极就是热到极处。肩髃、阳溪这两个穴属于哪条经的？属大肠经。凡是看到热极两个字，就要对治大肠经。"六经实热，总清阳明；六经虚寒，总温少阴"。只要一个人是冷的、凉的，就要补肾，温少阴。只要一个人是热的、烦的、燥的，那就要清阳明，用清胃散或者承气汤，清大肠。

我们来看阳明大肠经的肩髃跟阳溪这两个穴。瘙痒，肠道不通，热得上攻，取这两个穴通腑降热。凡荨麻疹暴发的，暴病多实，久病多虚，突然间来的，一抓都是血鲜红的，有湿热，我们最常用的是防风通圣散，这里面有大黄这些通大肠、涤荡六腑的药。总之，防风通圣散吃下去，以泻代清。就是说金银花、连翘这些清上焦胸膈热的，是杯水车薪，那大黄一下去，防风通圣散一吃，这个大肠一通调，所有的热都下去了，它不能犯上作乱，所以皮肤就不痒了。

《难经》上面讲到，"损其脾者，饮食不为肌肤"。脾肠堵住了以后，营养不能很充分地供到皮肤。你看肌肉里头的毒素多了，皮肤就会痒，所以中医治皮肤下面的肌肉。你以为皮肤痒抹点膏药就好了吗？不一定。皮肤下面是肉，肉内有毒素，本来应该发汗排毒的，你却没有发汗，吃了煎炸烧烤，郁在皮下，又喝冰冻饮料，毒应该出来却出不来，皮肤就会非常瘙痒。

这时，不能只从汗解，还要从大便解。通过通秘结，导瘀血，用大黄，用防风通圣散，就相当于肩髃、阳溪。什么叫肩髃？上臂平举时肩部有两个凹陷，前方的凹陷就是肩髃。肩髃，属大肠。阳溪，溪水阳热，溪就是代表这些血脉血络，所以阳热过盛，用这两个穴，泻热外出。大凡皮肤痒疾，大便不通畅，症状就会加重；二便通畅的，痒就比较少。

久坐族更易得荨麻疹，久坐以后胱肠堵塞的多，防风通圣散对急性的瘾风、瘙痒有立竿见影之效。学生考试前后，痤疮易暴发，瘙痒增多，一考试完，买几包防风通圣散吃吃，涤荡六腑，以泻代清，这痒就下去了。

"抑又论妇人经事常改，自有地机血海。"妇女月经不正常有哪些？痛经、闭经，还有经期过早或者过迟。痛经的，点按地机非常有效，地机是脾经的郄穴，郄穴主深层次的痛，在缝隙的深处，所以地机是痛经的要穴。

血海，血之海，这个穴位是调血的。女子以血为用，以肝为先天。男子以气为用，以肾为先天。女子的经事常改，无论痛或不痛，无论来早还是来晚，均对治地机、血海。中医把女子的月经比作潮汐，定期来的，血海就调这种定期来的病。所以每逢月经痛经、头痛、眉棱骨痛、腰痛，总之就是伴随着月经来临的各种杂症，用血海这个穴位。血海这个穴位调经水是一流的，可以让月经像海潮一样定期而来。在血海这个穴位处刮痧，可以治疗闭经。如果有月经闭塞的话，在这里可以刮出一些瘀暗的痧来。地机是脾经的郄穴，无论你痛经痛得有多深，深如大地的缝隙深处，它也能有止痛消炎之功。

经事常改为何要选脾经？脾主统血，它是血的统帅。隐白跟大敦是调经的两大要穴，对妇女的经期不调的治疗效果非常好。地机跟血海是痛经二要穴，无论痛经痛得多厉害，取这两个穴位都是相当有效的。

"女子少气漏血，不无交信合阳。"交信是肾经的，合阳是膀胱经的。交，交接，交节病变；信，讲信用的，血气非常顺利、顺达的，叫交信。

合阳能够固冲任，摄血。你看两只手一合下去能够握住。像合谷，这个穴可以止汗，一合就把它握住了。所以常年握固的人，可以治疗自汗、盗汗。那合阳呢，可以将阳气合稳，合阳这个穴位可以摄血固血。女孩子病恹恹少气，心慌心悸，崩漏又下血，血固不住就是说人气虚了，气不摄血，阳气不固摄这个阴血了，就用合阳，阳主固摄。

《黄帝内经》讲，"阴平阳秘，精神乃至"。阳气能够将阴血固密住，阳气是起到握固的效果。女子气虚不能摄血，冲任不固，形成这种漏血的症状，应该取交信、合阳，以固血止崩。这两个穴，一可以让月经水守信用，二可以联合阴阳，"合"有复合、合并之意，不让它漏出来，所以合阳也是固精的要穴。

交信除了调经外，还可以治交节病变。节气变化出现感冒风寒、风湿关节痛、头痛等，找交信穴。

"妇女经事常改，自有地机血海。女子少气漏血，不无交信合阳"，基本上把妇科的常见月经疾患都讲到了。漏血的原因有好多，其中少气是一个很重要的原因。

少气漏血我们会用什么汤？当归补血汤。当归补血汤有两味药，当归、黄芪。黄芪能够补气阳，相当于合阳；当归就相当于交信。当归是调经的要药，也是暖调肝血、补血的要药，是血药中的圣药。

女子的月经，就是血在行令，它是血海，也是交信，血气交会有信。就是血气当归，当归当归，当令血气有所归。所以如果这个血气漏出来了，当归可以引血归经，让血有所摄。

黄芪补气，补气可以固血。凡是一个人有出血热久的相，就有气虚在里面。你看刷牙的时候牙龈出血，怎么办？如果偶尔发生一两天，说明是胃热，用点竹茹或者旱莲草就能降下去了。如果几个月甚至大半年都出血，那就准备熬黄芪、当归吧。

"女子少气漏血，不无交信合阳。"难道只有在崩漏才用交信、合阳吗？不是的，流鼻血也可以用。少气漏血，是指气虚血出的，用交信、合阳，但不只局限于崩漏，还有皮下出血等。

有一个女子每逢月经来临前，手上就有一些出血点，这种情况持续两三年了。我说，搞一点阿胶来吃，加点黄芪、当归。为什么加阿胶？因为阿胶能够黏附，像胶一样。她吃了两三次这种出血现象就没了。皮下出血，是气虚，血不统摄，月经一来，压力一大，血就溢到脉外去了。黄芪、当归，再加点阿胶烊化后吃下去，治疗皮下出血效果相当好。

配穴集锦

1. 容易感冒拍肺经，人要无病拍大肠经。

2. 过敏瘙痒，一个至阴穴就搞定。

3. 至阴和屋翳专治青春痘。

4. 防风通圣散，相当于肩髃、阳溪，对急性的瘾风、瘙痒有立竿见影之效。

5. 女子经事常改，无论痛或不痛，无论来早还是来晚，均对治地机、血海。

6. 凡气虚血出，用交信、合阳。

带下产崩、月潮
违限、乳痈

第34讲

> 带下产崩，冲门气冲宜审。
>
> 月潮违限，天枢水泉细详。
>
> 肩井乳痈而极效。

"带下产崩，冲门气冲宜审。"之前讲了少气漏血，那跟带下产崩有什么区别？崩漏，崩和漏不是常讲在一起吗？崩一般形容快速剧烈的，如雪山崩；漏呢？我们在阶前听雨，滴滴答答的，一点一点地从这个房檐上面漏下来，那就叫漏。

气血亏少的时候它是漏的，漏呢，一般是虚极而漏，要固气血。我们就用归脾丸、归脾汤、当归补血汤，补其血，固其气，让血能归经。

归脾汤有黄芪、当归，黄芪补气固血，当归令血有所归，所以二味药加到归脾汤里，可以有助于气血归元。

老师治女子漏血应该有几十例了，效果还不错。当地中学的一个女老师，漏血几个月了。我说用归脾丸。她说吃过了。我说你要按双倍剂量来，因为你体虚了，不能够按照常规剂量。

归脾丸双倍剂量，再加补中益气丸，一起吃，将中气也提一提。还可以用艾条灸隐白穴，隐白有助于固漏止带，可以将这些漏出来的东西隐回去，将漏出的精华隐回去。

隐白在足大趾。跳芭蕾舞的运动员，或者多用脚尖的人，一般牙齿比较耐固。牙齿固得好的人，一般比较抗衰老。

血崩，是因为气血过于迅猛，一般热极了会崩，我们就清热，泻火，凉血。

老师看这个崩，是气势太冲动了，我们就选择带冲的穴位，这个冲门穴是脾经的，气冲是脾胃经的。脾胃是主缓的。

冲门、气冲治的就是气太冲动，冲出子宫之门，冲出门户。带下呢，《傅青主女科》上面讲到"带下俱是湿症"，带下几乎都跟湿离不开关系。"诸湿肿满皆属于脾胃，皆属于土"，所以一般脾胃经上面的穴位能够治带下，比如隐白这些脾经上面的穴。冲门跟气冲是主治妇科疾患的要穴。

"月潮违限，天枢水泉细详。"月潮、月经、月信，是讲究信用的，经像潮汐一样每个月按时来，违限就是说虽然设定了限期，但到了期限还不来，不讲信用了。

那违限怎么办？月经周期不正常，就取天枢、水泉二穴。天枢是哪条经的？是胃经，脾胃经主稳定，脾胃经的穴位大多有稳定情绪、稳定周期的作用。

为什么选天枢？天枢一般对大便秘结与大便泄泻二症的治疗都有奇效，它是双向调节的。同时它是枢纽，枢纽对于月经来得早来得晚的，它有平衡作用。枢就是调平衡的，天枢是天字一号的平衡枢纽。天枢，可以调和泄泻、便秘，你不要把它看作只调肠胃病，它也可以调节少腹的月经病。

天就是极品，天枢，枢纽之中地位最高的。

水泉是哪条经的？肾经，肾经的郄穴。郄有空隙意，气血深藏聚，是病症反应点，凡郄穴，临症能救急。它是这些病症病灶的反应点，临床临证能用于急救。

水泉这个穴位不仅是治疗点，同时还是诊断点。一按水泉穴，人哇地一声大叫，我们就知道他/她的肾出了问题。你再详细地诊断：在这条经上，要么就腰酸背痛，要么就月潮违限。

天枢、水泉，无论月经是先期还是后期皆可使用。

水泉是肾经的郄穴，郄穴主痛症，主血症，主炎症。

少腹部发炎，少腹部疼痛，月潮违限一般都带有一些经期痛症，从头到脚的经期痛症，其他穴位搞不定的，都找水泉。为什么？因为肾主生殖，主经带。

中医女科里，主生殖跟主经带的就是肾，在最下面。肾经的郄穴又是最深层次的，所以难治的，病之入骨的，包括经期的眉棱骨痛、鼻痛、眼痛、肩痛、背痛、少腹痛就找水泉。水泉是炎症、痛症、血症的要穴。

月经期间，会有出血，如果再发炎，就会痛。止痛最快的就是郄穴，郄穴可以说是中医的止痛片，是止痛的穴位。

女科一般跟血有关，既能治血又能止痛的，那不就是郄穴吗？

所以你看，"妇人经事常改，自有地机血海"，它就用一个郄穴地机来配血海。"月潮违限，天枢水泉细详"，水泉也是肾经的郄穴。

那这两句话，我究竟怎么分呢？经事常改跟月潮违限有什么区别？都是月经乱，我该选地机、血海，还是选天枢、水泉呢？

这时观摩和摸索很重要。如果你实在看不出来，就去摸索。比如说，用同等的力，去按地机跟血海，然后再按天枢跟水泉。如果按天枢、水泉反应得最剧烈，啊的一声大叫，就从这里下手。如果是地机、血海的反应更剧烈，说明病气在这里集中，这才是病的大本营，就从这里下手。

"肩井乳痈而极效。"乳痈要选肩井，肩井对乳痈属于极效，极是极其，极端，非常；效是效果。说明这个穴位经得起临床的反复考验。

肩井这个穴位，对治乳房里长的痈瘤结节很管用。乳痈一般是乳房红肿热痛，裹成包，气凝血聚谓之痈，气凝在那里，血聚在那里，分散不开。

如果以交通来打比方，就是高速公路一有车祸，前面走不了，后面动不得了，所有的车都聚在那里，大家开始猛按喇叭，开始下车，开始打电话，开始像热锅上的蚂蚁……

身体的某个局部发热拥堵，在乳房周围的，就取肩井穴。可是你不一定能经常碰到乳痈，乳痈就是乳房发炎至极，谓之痈。那普通的就是结节，就是胀，如果是乳胀，也是取肩井。

有人一生气，乳房胀，那你赶紧拿肩井穴。推拿按摩有一个手法，很经典的，就是拿肩井。像把东西拿起来一样，拿肩井。推是推波助澜，往前往下渗透，带有柔和的力。拿呢，它已经结聚在那里了，我把它拿起来。

有一个妇女的孩子不舒服，有食积。医生让她自己去学推拿按摩，只要给孩子捏脊，这个食积就会好。这个妇女总觉得自己捏得不到位，力量不够，就抱孩子过去让一个油条大叔帮孩子捏脊。大叔比较有力量，帮她的孩子来回捏了几下，就三分钟而已，捏得这个孩子面色红润，肠胃蠕动力加强了，不断放屁，第一天就舒服了，然后隔天再去让他捏。捏了不到一个月，孩子的食积全部好了，面黄肌瘦的孩子转为面红扑扑有润泽。这件事一传十，十传百，在小区里面立马传开了。然后大叔在那里做油条的时候，旁边就有四五个人抱着孩子来排队等着他捏脊。慢慢地，从四五个捏到二三十个，捏到四五十个，最后他收了油条摊子不做了，专门帮人捏脊。

在中医里，技艺是可以相通的。因为做油条的大叔心灵手巧，力量、火候到位，所以他的捏脊功夫也很到位，因此不要轻视任何有技艺的人。

为何肩井可以治乳痈？难道肩井仅仅治乳痈吗？

你看，一般上管下。脚趾头凉、麻了，那我们就按解溪穴。解溪穴一解放，那热气就可以放下来，因为上管下。

假如踝关节冷了，老年人腿脚迈不开，迟步，那怎么办？我们就按阴陵泉、阳陵泉，阴陵泉、阳陵泉就在膝盖两边。

同样，你如果觉得乳房、心胸，闷堵胀，就拿肩井。

你说肩井不是管乳痈的嘛，应该乳房长痈疮才用肩井，怎么心胸憋闷胀也找肩井呢？

你想一下，乳痈，痈乃气凝血聚，已经发炎了，发火了，局部堵在那里要发高烧了，火山要爆发了。火山爆发乃天地之痈疮，大火山就是痈，小火山就是疮，死火山就是青春痘已经变暗了，变黑斑了。痈疮乃火之极。

那火之渐呢，人感觉憋堵闷胀就是火之渐，那就可以拿肩颈。

你会发现人只要紧张，一整天，肩都是缩的。但凡有紧张感的，就要松肩。

拿肩井就是松肩，肩一松，肩平摊开来，肩以下的乳房、肺、心、胃就通通都松开来，松开来胃纠结就好了，肝肋胀痛就好了，乳房里的块也好了，肺里的热臜郁也化解了。

拿肩可以达到放松的效果。一松百病变轻，一紧百病变重。紧了叫紧张，松了叫松通。紧叫紧闭，痈都是闭的，气血闭阻，凝滞了，叫痈，就需要疏通。

肩井内可以到脊柱。你说落枕了，头转动不灵活，问题在颈部。有人说是颈椎病，我说这不是颈椎病，这是颈肩综合征。颈椎病是颈的问题，而颈肩综合征呢，就是说肩都一边高一边低了，肩部长期疲劳，后背受凉，肩是耸的，这不是单纯的颈椎病，当颈椎病治是治不好的，必须要同时松肩。所以，风湿膏药不单要贴在颈上，还要贴到肩背上。

肩井外可以到手臂。这个人手臂是凉、麻的，那在肩井这里贴风湿膏并使用拿法，气血一出来，可以沿着曲池、合谷，一直顺到手上。

肩井这个穴位，可以让气血充分分布到外面的手上和内面的脊柱，上面就到头，下面就到腰脚。这个穴是通上彻下四通八达穴，不是简单地治疗乳痈这么单一。

乳痈是一个病名，老师解穴一般是解病机的。

乳痈的病机，就是四个字——气凝血聚。气凝在那里发热，血聚在那里变乌暗，这个乳房都变乌暗了，不透亮了，有瘀浊、脓血，叫气凝血聚。

肩井的穴性是行气活血，它就是血府逐瘀汤。乳痈就是胸腹里头的一团瘀血，肩井穴治疗气滞血凝。

脸上长痤疮，那就肩井配合谷，肯定把痤疮拿下。

《百症赋》上面并没有讲脸上长痤疮用肩井，但讲了"乳痈肩井而极效"。乳痈是大疮，那痤疮就是小疮，取肩井有极效。

痈到恶变时就是癌，你不治痈，它接下来就是癌。郁是无形的，郁久了成结，结久了变痈，痈久了就变瘤、变癌了。因此，需要在发展的过程中就要将它切断，不能让它继续发展下去，叫截断扭转，扭转这个厄局，这是肩井穴非常厉害之处。

肩井穴可以清热散结，可以消肿止痛，可以通达气血。

如果再发挥下去，一个肩井穴可以把整个中医理论提起来。因为它所处的位置太重要了，上可达脑袋，下可到五脏六腑，外可到手脚，内可到脊柱。

这样重要的穴位相当于十字路口。肩井一堵，人的状态都不好。你们看大脑记性差状态不好的，可能是吃凉饮、吹空调多了，或者长期做紧张郁闷的事，肩井堵住了，没有开肩井。晚上睡觉前把肩井打开来，心胸开怀，睡眠好了，记性就上来了，手脚也灵活多了。

配穴集锦

1. 冲门跟气冲是主治妇科疾患的要穴。

2. 月经周期不正常，就取天枢、水泉二穴。

3. 肩井对治乳房里长的痈瘤结节很管用。

4. 脸上长痤疮，肩井配合谷。

痔　瘤

第35讲

商丘痔瘤而最良。

"商丘痔瘤而最良。"痔是什么？痔疮，指气滞血凝留在那里。瘤就是瘤结。这些疙瘩、瘤结、疮肿痈，包括肛周长这些瘤结痔疮，**热烫烫的**，就取商丘。

商丘在脾经，在三阴交之下。商丘往上面走，就是三阴交。

"少腹三阴交"，就是说小肚子的一切问题，不论是痛经、闭经、月经少，还是小腹坠胀、小肚子胖，你就取三阴交。减肚子取三阴交跟承山的效果非常好。

一个人常搓腿部，把三阴交跟承山连成一条线，从内往外不断地搓，就可以暖腹，这个效果不亚于按足三里。

足三里是暖到胃肠而已，它很难暖到小腹下面去。而如果搓三阴交跟承山这条线路，就可以将热力暖到小腹下面去。小腹是管生殖的，大腹管消化，但无论是大腹还是小腹的问题都要用小茴香，你知道为什么吗？

小茴香这种调料可以助消化，好多调味料都有助消化作用。那小茴香又是种子类药，种子类药的特点，管生殖。足三里主消化，三阴交、承山管生殖，它们是不一样的。

　　那生殖系统的下面是什么？就是排泄系统。消化，生殖，再下面脏垢就排泄出来了。那么三阴交的下面是什么？是商丘。以全息疗法来看，三阴交对少腹，那商丘就是肛门跟尿道。

　　久坐以后，屁股会长痔疮的，怎么办呢？那就按商丘。

　　久坐办公室的人，实在不好意思起来踢腿按摩，那怎么办？假装系鞋带，你蹲下来，其实是在揉商丘穴，在搓商丘穴，下半身的湿气就从商丘穴分解掉了。

　　一般胃不好的，要按足三里，肠不好的，就要取承山。如果下面小肚子不好，月经不好的，就要取三阴交。再往下走，有阴道炎、尿道炎乃至是肛周炎的，那就按商丘穴。

　　搓身体下面的商丘穴，可以防止痔疮，防止久坐屁股长疮，防止湿气停留在腰板屁股，防止前列腺炎，防止阴道炎。

　　商丘穴是消肿散结的穴。凡是痔瘤都会肿会痛，有结块，商丘就可以消肿止痛，可以把瘤结消掉。

　　商丘是脾经的经穴，经穴的气血对流速度比较快。脾主肌肉，所以按商丘穴对身体的肉瘤效果也比较好。

　　如果你一看只对治痔瘤，就理解为只治痔疮，那就太狭隘了。其实子宫肌瘤也算，所以商丘还是治子宫肌瘤的穴位。

　　丘是什么？丘陵，隆起来的肉瘤，谓之丘。商呢，商音属金，金有削平之意。商丘有削平丘陵之意。脸上起一个凸起的肉隆，那就是丘陵沙丘，怎么办？找商丘穴，就可以消解带棱带角的肉积、痰积。

　　商丘是痔疮、肿瘤的首选要穴，因为痔疮跟肿瘤都是一团硬肉、死肉，选择脾经，脾主肌肉。如果脾不虚，就很难长脂肪瘤、息肉。

　　我们治疗肉积，时常要重用白术、苍术，为什么？因为健脾运脾，脾脏强大，吞食这些异肉的功能就会加强，消磨这些赘肉的能力就会变大。

　　减肥也可用商丘。你说我没有瘤结，但只要有肉积了，无形的肉积，商丘也管用。商丘是减肥穴、消肌瘤穴、治痔疮穴。

　　商丘是脾经的经穴，经穴管咳嗽寒热。身体发冷发热又哮喘的，病因在哪里？久病出于脾。

　　脾穴的经穴可以止哮喘，这是商丘独到的效力。有哮喘的人，多按商丘，使呼吸能够下达，它纳气平喘，可以健脾消痰。

配穴集锦

　　1. 减肚子取三阴交跟承山的效果非常好。

　　2. 商丘穴可以防止痔疮，防止久坐屁股长疮，防止湿气停留在腰板屁股，防止前列腺炎，防止阴道炎。

　　3. 商丘是减肥穴、消肌瘤穴、治痔疮穴。

脱肛、无子

脱肛趋百会尾翳之所。

无子搜阴交石关之乡。

"脱肛趋百会尾翳之所。"尾翳其实就是鸠尾穴，鸠尾在哪里？在任脉，在巨阙的上面，在膻中、中庭的下面。为什么叫鸠尾？脱肛为什么会用到它？

鸠尾是小鸟的屁股，这个鸟雀的尾巴处就是排泄口。

古人设穴位把这个胸口下面当作排泄口，一掉下来就是巨阙了。食物一从胸口这里下来，就进入巨大的缺口，然后掉下来。两边的肋骨一展开来就像一对翅膀，整条胸骨剑就是躯干，上面就是胸骨的头，下面就是剑突，尾巴就像箭一样。

我们胸口这里就是一只大鹏金翅鸟的形状，下面是尾巴，其实就是胃口往下送食物的，不断地降浊的。

鸠尾这个穴位是降浊要穴，能提高胃肠动力。

那百会在哪里？百会，昆仑山的至高点，两耳连线的中间。百会是至高的，是升提的。百会是升提穴，鸠尾是降浊穴。

讲到治脱肛，老师要跟你们讲一个偏方，对于严重脱肛几乎是没有不显效的。

脱肛一般是哪种类型的人容易得？一是中老年人；二是体虚力弱的人；三多是生完孩子的产妇，但随着她体力恢复，自动就收回去了。

我们先要知道这些病"喜欢"什么样的人，再研究这类人的特点。

老人元气虚，疲劳的人中气虚，生完孩子的人正气虚、血气虚。

总而言之，治疗脱肛就是需要提气，排第一的是什么药？是黄芪。一般用黄芪只能把气提到胸中来，再如果配一味药，它可以提到头顶，提到百会，配哪味药——升麻，能从九地之下将气升到九天之上。升麻配黄芪，就能够将气从肛周一直提到头顶。

一个人走路，笨笨重重的，纵跃能力差，一吃黄芪、升麻，立马变得好像有轻功一样，腿就可以抬得很高。

我们中医随时都可以实验，黄芪50克，升麻5克，切2片姜，加2个大枣，熬水喝了，再来走走路，腿脚怎么感觉特别轻快？往日的重坠感，一去不复回。就像这个自行车胎没充气前是瘪的，踩得好吃力；充气以后，就骑得很欢快的，这就是黄芪配升麻之功。

你们要学会这一招，气虚，用黄芪、升麻，加点姜枣，有助于调和营卫，调和气血，调和脾胃，让这个汤方更能养脾胃。

那有人会问，既然脱肛用一个百会就可以治好了，艾灸百会穴就能提肛，有助于肛门内收，为何还要加鸠尾呢？

老师以前看过一个报道，用普通的益气汤治脱肛只能治好七成，还有三成力所不及。后来研究发现，加20克枳壳进去，另外三成也收进来，这是经验。对于肛门下坠或胃下垂的，用补中益气汤有效，你再多加10克或20克枳壳或枳实，这个汤方立马如有神助，收效更快速，为何？欲升先降，想要跳得高，先要蹲得低。

这就像升起热气球，得先把身边的重浊之物解放了。把枳壳打成粉，盛出两小勺泡水来喝，要趁热喝，喝完以后，会怎么样？心胸这些沉闷之气就会下陷到肚腹，肚腹肠胃一转动就排气。

百会穴就是黄芪、升麻，鸠尾穴就是枳壳、枳实。枳壳、枳实，又叫破胸锤，胸中的闷气它可以给你破掉。任何人打架或撞到了，只要气伤胸了，我们就用一味枳壳散。

《跌损妙方》讲，"胸中加枳壳，枳实又云皮"。你看枳壳、枳实可以联用，宽中下气，枳壳缓而枳实速也。枳实是沉实的，它就更快速；枳壳是空壳的，它要慢一点。

吃了压气饭或者气伤了胸，或者郁闷，或者赌气噘嘴，用点枳实枳壳散，或点按鸠尾穴，胸中所有的气就扑通一下沉到胃、十二指肠、肚腹去了。枳实、枳壳能将胸以上的气上沉到肚腹，厚朴跟小茴香将腹中的气下沉肛门去。素有"胸闷加枳实，腹满加厚朴"之说。

很多人说，百会跟鸠尾这么好用，可是他一年都找不到一个脱肛的来用百会跟鸠尾对治。

这叫按图索骥，检谱对弈弈必败，拘方治病病必殆。拿着棋谱去对弈，会失败；拿着方子去套病，会失败；按图像去找好马，会失败。

老师看来，脱肛是一种衰老之象、垂老之象。所以我们应该换一种说法，学穴用穴就神了，怎么换呢？

"气虚趋百会鸠尾之所"。如果懂得这一招，你就知道有些人少气懒言，也是用百会、鸠尾。

气虚容易感冒，反复感冒，拍百会、按鸠尾或者灸百会，提高抵抗力。

有人总流清鼻涕了，你说他没有脱肛，但他脱清鼻涕，那也一样，气虚才脱的。

还有些尿频的人，也没有脱肛，可是老往厕所跑，脱尿，那也用百会、鸠尾提气降浊。

走路拖泥带水的，气虚湿重，用百会、鸠尾。

老觉得昏沉，没劲，也是用百会、鸠尾。

你看经老师这样一讲解，穴位立马就可以用活了，如同游龙一样有活力，像泥鳅一样灵活，就是说你没有必要死记硬背这句口诀。

而且百会、鸠尾还是抗衰老的穴位。人老才会脱。月经当来不来，用脱花煎来治。脱花煎要去找残花来入药，月季花还在上面你去摘是没用的，需要刚好掉下来，你去捡来放到四物汤里头，就可以让月经下来。这叫脱花煎，运用好这些中药的象就不得了。

比如，有人肝里头有囊肿，本来不属于肝的，我们要让它脱下来，和平地脱下来，像把旧衣服脱掉。但自怀中解垢衣，脱掉这些垢腻的东西，像知了脱壳一样，所以我们找知了的壳，找掉落在地上的月季花。

中药里头有好多的象，是非同凡响的。取其脱落之象，以疗未脱之病或者治欲脱之病。

要治未脱之病，我们要选择落花类的药，知了壳，再配点利水的，那身体的这些瘀浊血脂就会淅沥沥地从膀胱排出体外了，中药这种取象思维非常厉害。

肩倒立动作也可以开百会、鸠尾穴。

肩倒立，所有的气都在百会那里，一个人折叠上来刚好就压住胸廓鸠尾这个地方，它就是对付脱肛和抗衰老的王牌动作。

有人问脱肛怎么办？肩倒立，肩倒立时肛门不就缩进去了嘛，这一招非常厉害，还可以增加人的气力。

"无子搜阴交石关之乡。"无子，不孕不育，妇女不能受孕，男子不能育，生殖功能减退。

阴交在哪条经？有人会想到三阴交，三阴交也能够调生殖，但阴交在肚脐下，靠近关元、气海周围，在任脉，肚脐以下这一片穴位，都是管生殖的。

这个穴位有助于丹田纳气呼吸。卵泡发育不良，像吹气不够饱满的，点按阴交穴像蒸包子一样，这个地方一熏蒸就饱满了，一艾灸它就饱满了。

任脉本来就是主生殖发育的，阴交这个穴位，极有助于生育。

可以把阴交比作龟的底板、鹿的顶角，都是天地间最厉害的。鹿的顶角代表督脉有余，就长上去了；龟的底板代表任脉有余，就在下面。

阴交这个穴位是育阴的要穴，养育阴水阴元，它就是壮水要穴，相当于六味地黄丸。

石关，在哪条经？在肾经。不是石门，石门跟关元在任脉。而石关在肾经，肾经主生殖。为什么叫石关？

在溪里，鱼一般喜欢藏在哪里？鱼虾蟹喜欢藏在石头缝隙里，石头一搬开来，下面有一些小鱼小虾游来游去，石下藏的是很多生灵。

在农场，石头一搬开来，蚂蚁、蚯蚓、蜈蚣、长虫，各类的生灵都喜欢在石下缝隙。

石关这个地方是生机迸发之处，比如打井，打到大石块了，你以为没水，其实石块一搬开来，水一下就上来了。

这个石头下面是非常有生机的，生灵都喜欢藏身于此。石关这个地方开破，有助于生育繁衍，属于生机非常旺盛之处。

现在你们知道了这两个穴是生育要穴，但你们还不会用。用的窍门是：按摩这两个穴位要按到红赤赤，像鞭打一样。

枣不斧则不实，李微杖则多子。这个大枣树几年都不结枣子，拿斧头砍它几下，拍打它几下，它就结子了。李树不结果子了，或者结的果子很瘦，歪瓜裂枣，拿个杖去打它，这个植物好像也有灵性一样，你鞭打它，它会努力一点，把根长得深一点，然后根一深吸的营养就够多，一多到都没地方去，它就去结子了。

我觉得以前的人也很幸福，为什么？他去挑水，一挑肩膀皮就容易磨破了。肩膀皮一破，身体就赶紧去修复它，胃口就变大。然后胃就不会安逸，胃就不怠工，不惰慢，吸收就很彻底。结果把肩膀皮一修复，那多余的能量怎么办？不知道放哪里，那就赶紧放到肾里头去，所以子息就很旺，男的造精子，女的就造卵子，并且造得很饱满。

不要小看打赤脚，这都是在壮子，壮你的细胞，壮你的精卵，壮你的脏腑。

不要排斥受伤。老师一直认为微受伤这些就是小补，当然不是打断骨头的大伤，是拍打的这种，刚好达到火候，使身体处于一种应急状态，它就要去修复它。

阴交、石关相当于五子衍宗丸。

人年老而无子，说明是衰。人气虚而脱肛，像叶子脱落一样，也是衰，所以你们要记得，只要有一个字，这个穴你们就熟了，哪个字？衰。

老师把它变一下，"衰弱趋百会尾翳之所，年迈搜阴交石关之乡"。

你看一个人上气不接下气，取百会、尾翳。你见一个人步态龙钟，他能生子吗？很难了，那就取阴交、石关，所以这是抗衰的条文。

未来抗衰老是医界的一个重点领域，都要研究的，我们的穴道有优势。

我们怎么知道一个人衰老了？

第一，记性不好。记性不好找百会。

第二，消化不良。消化不良找尾翳，即鸠尾。这是有助于消化排泄的穴位。百会配鸠尾就是补中益气配枳壳，升清降浊。

我们怎么知道一个人退化了？尿频尿急，夜尿多，关不住，那怎么办？用石关，关住了，使这个精华不外漏。

还有皮肤干燥，没有亮光，没有光泽，那就用阴交。阴交就是把阴分交给身体，能够润泽五脏六腑，使人神采奕奕。

配穴集锦

1. 气虚趋百会鸠尾之所。

2. 百会、鸠尾还是抗衰老的穴位。

3. 肩倒立是对付脱肛的王牌动作。

4. 阴交是育阴要穴，是壮水要穴，相当于六味地黄丸。

5. 阴交、石关相当于五子衍宗丸。

积痢、脱肛

中脘主乎积痢，外丘收乎大肠。

"中脘主乎积痢。"中脘这个穴可以对治肠道有积，像小孩子不爱吃饭不长个儿，吃零食过多，肠有积。五积六聚，皆是气凝其痰火。这些积聚在身体中板结不去的，中脘可以消磨。

中脘是八会穴里的什么会？是腑会，也就是说六腑的问题都找它，它是六腑的总指挥。

中脘直接助胃的蠕动。你看六腑里头最大的就是胃，大者为王，胃动力加强，胃动力充足，浑身六腑都有劲。

老师亲自试效过健胃片治便秘。有一个病人长期便秘，一直吃通肠泄肠的药，不见效。我问他饭量怎么样？他说吃到一碗多吧。我说他一米七的身材，一碗太少了，买点健胃消食片吃一吃。他不解。我说中脘主乎积痢，积，不但是小儿食积，实际也代表便秘之积。

他吃完了健胃消食片，大便畅通得很，饭量一下子升到两碗，胃动力也加强了。

揉肚子对小儿厌食、积痢积滞效果非常好。

做俯卧撑，就是开中脘的一种形式。身体一压下去，从膻中到中脘这条线路全开，一直开到阴交，开到关元、气海，所以做俯卧撑最开任脉。任脉通则无积。

"男子内结七疝，女子带下瘕聚"。也就是说冲脉、任脉不通后，男子身体里会长七种包块疝气，妇女带下会出问题。

瘕聚是什么？去医院检查一拍片子，癥就是真的长了包块。瘕呢，平时觉得那里堵堵的，可是拍片子看不到，叫假包块，但是它已经形成积了，随时有发展成真包块的可能。

中脘是克包良穴、消块要穴。所以这里的积不是简单的不爱吃饭的积，还是五积六聚的积，五脏有积块，六腑有积滞，就是聚在一起滞塞了。

中脘又是腑会，从嘴巴一直到咽喉的堵塞它都管。

比如梅核气，吞咽不利，如今太常见了。咽喉有物堵塞、慢性咽炎，用半夏厚朴汤效果没那么理想，再加点枳壳下去，比如30克，治好了。为什么？枳壳又叫破胸锤，所以枳壳到哪里，哪里就必须缩下来，宽开来。它到咽喉，咽喉就变大了。你用枳壳打粉，冲点蜂蜜下去就会从咽喉一直润到肛门，可治大便秘结、胃不舒服、咽喉堵塞。

老师治病多用便宜的药，就枳壳这一味药，一味枳壳散，就是下气汤。对脑子里头的阴云密布，心胸里头烦恼丛生，它像刀一样一下子把它斩到肚子下去。

无论是气生在咽喉，吃东西堵在胃，还是肚腹里有胀气，枳壳都能把气赶到肛门去。

老师碰到梅核气老是吞吐不利的，半夏厚朴汤治不彻底，就加点威灵仙跟枳壳，威灵仙20克，枳壳20克或30克，下气，咽喉那的梗塞感没有不迅速化解的。除非已经长癌症包块了，不然普通的梗塞感，一剂知，二剂有效，三剂就不回头了。

中脘穴可以相当于枳壳，破胸锤。中脘这里只要能下，上脘这里就可以下了，下脘也就有动力往下走。

"外丘收乎大肠。"外丘穴是哪条经的？是胆经。胆经肯定在人体的外侧，人体前面的胃，后面的膀胱，外面就是胆。知道外丘的大体位置，那它的高下呢，它跟足太阳膀胱经的哪些穴是相平的？它跟承山、飞扬这些穴相平。

承山又名鱼腹，鱼肚子。鱼肚子的下面排泄的地方就是承山，侧面连上来的是外丘。鱼腹下面贴着地的部分，就是小腿的承山，那侧面就是外丘，外丘向外暴突，像一个丘陵一样。

胆经主生发的，是往上提的。胆经是往上走，胃经是往下走。

向上走就可以上升，外丘可以提承山，承山又主肛肠，外丘可以提肛肠，它是提肛的要穴。

大肠滑脱下垂，还有肚腹的赘肉下垂，外丘可以上提，大肠松的，像拉肚子拉得大肠松散下来，外丘就收了。外丘一艾灸，把这个肠子往上往内收。外丘是脱肛内收之要穴。

中脘配外丘，就可以治疗整个消化系统蠕动力不强的问题，蠕动力不够的，如腹泻，肚子里头有积滞。积痢，取中脘。排便以后，肛门脱下来坠胀难受，外丘就把它收起来。

中脘主内，外丘主外，中脘配合外丘主消化道内外不调。

外丘在胆经，相当于小柴胡汤；中脘在任脉，在靠近胃的地方，主中焦痞满，所以它相当于用二陈汤，能除脘部的这些积滞。你看凡是积滞都是不新鲜的，叫久积，这些积聚都由来已久，久就叫作陈。

"中脘辟陈气"。口臭口浊，中脘可以辟。

劳宫也是除口臭的穴，你用劳宫推中脘穴就治口臭。

推腹有一个动作，是从中脘一直推到下脘，再推到关元，这一招可以除臭降浊，就是二陈汤。

外丘，向外膨胀如丘陵，丘陵是很高的，是提高抵抗力的，它可以治疗身体很低部位的病。

所以脱肛了，这属于很低的部位的疾病，用外丘；子宫下垂了，也找外丘，也可以往上提。

外丘是隆起来的，所以一个人长得太矮小了，多按外丘。若得少阳气，就得饱满气，饱满气就丰隆，丰隆就往上长，它是助发育的一个穴。

少阳胆经，春生之气，有年轻活力的穴位，叫外丘。

中脘乃二陈汤，外丘就是小柴胡，那把它们配在一起就是小柴胡汤升清阳，二陈汤降浊阴，加起来就是柴陈汤（柴胡二陈汤）。

我们推中脘要往下，就可以从中间的肠胃，一直降到肛门下去。揉外丘要往上，就可以升清阳，从脚底一直升到头上。

中医治病就是一种运动，一种气的升降运动。清气上升，神清气爽；浊阴下降，身轻如燕。中脘是令人身轻如燕的穴。

降浊达到轻松的效果，升清阳达到头脑灵敏的效果。

外丘可以升清阳，升脚底清阳于巅顶之上。中脘可以降浊阴，降胸中浊气于下极粕门。

配穴集锦

1. 中脘是克包良穴、消块要穴。

2. 一味枳壳散，就是下气汤。

3. 推腹，从中脘一直推到下脘，再推到关元，就是二陈汤，除臭降浊。

4. 中脘加外丘就是柴胡二陈汤。

5. 外丘可以提肛肠，是提肛的要穴。

寒疟、疢癖

寒疟兮，商阳太溪验。

疢癖兮，冲门血海强。

"寒疟兮，商阳太溪验。"什么叫寒疟，疟疾？就是突然间发冷发热，发一阵颤汗，又松解开来，身体极冷极热，疟疾在古代叫寒热病。

怎么办呢？那肯定要治寒热了。治寒要治哪里？寒到骨头里去了，肯定要治肾了。治热要治哪里？治热肯定要治阳明。六经实热，总清阳明。一个人肠胃热过后，喉咙就会痒，扁桃体就会红肿。这时在商阳、少商放血就可以泻热，肺与大肠相表里。商阳、少商一放血，扁桃体肿就消下去了，充血的症状就消下去了。左右两边都放，多放几滴出来，那种梗阻感随即消失。

商阳是阳明大肠经的井穴，井主心下满，心中烧热饱满，肠胃里的滚烫发热，极热，取商阳。

六经实热，总清阳明，阳明大肠经，无论何种热都是取商阳，它为什么叫商阳？就是说你阳气很亢，伤了秋之阴，平掉你，行秋令，所以无论夏天多么暑热，只要秋天一到来，风扇就关掉了，秋风渐爽，它就将这个清爽清朗推送过来了。商阳就是专门降阳火的，所以疟疾发热就用它。

那发冷呢，打颤，六经虚寒，总温少阴，少阴肾，少阴心。

冷到极处，肯定是用四逆散、四逆汤、真武汤、麻黄附子细辛汤，总温少阴。少阴病脉微细，但欲寐。这个脉很微细，人昏昏沉沉，想要睡觉。听课一会儿就睡着了，吃饭吃着吃着就睡着了，少阴病，艾灸太溪。

太溪是少阴肾经的输原穴，原穴提供原动力，多补虚，所以你的脚常走路，挤压及溪穴，人就会变得有劲。太溪这里是一个原动力，整个踝关节的原动力。所以踝关节受伤，都是用太溪穴对治。

太溪可以固肾水，商阳可以泻热火，肾水巩固，热火消泻，寒热病就会减轻。

疟疾就是寒热，所以有寒热之象，就取商阳、太溪。

胸中烦热，大便秘结，脚却冰凉，这不是寒热病吗？上热下寒。脚寒就搓太溪或者太溪牵引。我们把脚放上来，在太溪这里用一根绳子绑一个 1.5 千克的砖头，坠下去，你要刚好绑到太溪这个穴位，不要绑错了。然后这边的血海肯定也牵引到了，所以坐着懒着同样也可以健身，叫懒人健身法。

用这个太溪牵引，就可以让脚滚烫发热。从 500 克重物开始，找一个绳索绑上，三分钟这只脚就滚烫发热了。坚持每天都绑半个小时，从此晚上脚冰凉的现象就没了。

太溪固肾水，这个可不是白说的。有人说固肾水，你在那里搓两下就固肾水吗？搓两下叫隔靴搔痒。有些人对穴位失去信心，你知道是什么原因吗？因为没有真干。我们中医不缺乏古歌赋，不缺乏干货，但缺乏真干的人。

太溪牵引就是真干，可以解决腿脚冰凉的问题。那些心烦热，睡不着觉的，也可以按压商阳。所以睡不着觉的，你可以试一下。

也可以通过做俯卧撑来按压商阳。你刚开始不能将整个身体撑在地板上，就呈四十五度角倾斜撑在墙上，把手摆一个饿虎扑食的造型，扑到墙上去，因为十个手指都在用力，少商、商阳、中冲、少冲这些穴位就都开了，等一下心中的烦闷就通过手上的经络不断地散出去了。

十分钟以后一放松下来，一躺在床上，很快就睡着了。

"疹癖兮，冲门血海强。"疹癖是什么？痞结、痞块、硬结、瘤结、瘰疬、息肉、痰核，就是你不希望身体有的，它偏偏就在你身体里有，说白了就是，身体组织里的垃圾堆。如果它不能被及时地清走，在那里发臭发硬，发展下去，严重的就是肿瘤。

痃癖在古代是非常少见的。以前并非大众都能温饱，但是癌瘤却比较少，那个时候基本上都是七分饱的，其实都很想吃，但已经没得吃了。因为只能七分饱，所以身体里也就没有什么痃癖瘤结，都被身体的肠胃消化了。

只有在饮食过度的年代，痃癖才越来越多。

痃癖是过度饮食以后长的结块，包括脂肪瘤、富贵包、双下巴等这些痰湿、瘤结表现。

痃一般是怪的，痃怪，怪病都有痰作祟，痃癖就是痰结、痰块。

有些人有怪异的行为，不要怪他，因为他身体有痰。头老是晃动，脑子里头有痰。走路歪七扭八的，身上经络有顽痰堵在那里。

冲门、血海是哪条经的？脾经。

血海在膝盖这里，饱满血的，箕门再上来可以清走身体这些垃圾，像阴囊潮湿、白带的问题。冲门在腹股沟周围。

一个在膝盖，一个在腹股沟，膝盖这里蹬力非常强，腹股沟这里的蹬力也很强，所以这两个穴位都是蹬力极强的。

因为这两个穴位在动能强大之处，所以它们有强大动力，血海管整个膝盖之血，冲门管整个腹股沟之血，所以整个身体的蹬劲就在血海、冲门。它们有很大的冲劲，可以形成冲击波。

强力可以将砖头击碎，身体的体力体能强大到一定程度，那些赘肉、脂肪瘤会自动化为齑粉的。

痰结留在身体里头，你用狮吼功、大马冲拳站桩，身体发热饱满到一定程度，那些瘤结会自动变成齑粉，立马被身体的脏腑吸收，变成能量。

就像厨余，虽然是废物，但是你把它剁碎了以后，埋在土里，居然迅速地被植物吸收，变成能量了。

瘤块就是消化不了的营养，要想消除瘤块，调和提升自身消化力是唯一要义。

身体能量不足的人，不会轻易长瘤的，就是营养太富余了才容易长。

老师不建议轻易吃山珍海味，因为好多山珍海味是很奇特的东西，一吃那能量就会钻到奇经八脉，不运动的话它在里面就不出来了，久而久之，不断地钻进去，它就长成包块。

有人吃龟鹿膏之类的，吃到背上长包，吃到肚子里长肌瘤。特别是月经期间，再一吃这些膏，补住了，粘住了，瘤就是这样长成的。你不去运动发汗，再吃就堵在那里。这是自找瘤受，所以还是饮食清淡保平安。

当然你有本事化，就另当别论。不过在老师看来，一天没有5小时的运动量，那是很难化的。

冲门、血海，是克癌奇穴。

脾主肌肉，包括通身一切赘肉，变异的肌肉。肿瘤就是变异的肌肉，就是消化不彻底的肌肉、肌瘤。

长了瘤结怎么办？用血海、冲门。血海一旦能量很充足，冲门就发射，就冲出去了。大水一起来，涨潮，然后再一冲，就把垃圾冲走了。瘤结根本无法顶得过身体精气神饱满的冲击。人用药来治病，我们用精气神来治病，上药三宝——精、气、神，这是珍宝。

所以趁着年轻，将蹓趾桩、深蹲这些功夫练得炉火纯青，对身体最有益。

假如你已经老了，没办法了，可以站变通蹓趾桩。像有些老人，他根本没有稳定性，没办法站上去，容易滑倒，一滑倒，很可能粉碎性骨折，那怎么办？就坐着，或躺在床上，在大脚趾那里牵引一块砖头，那就是床上蹓趾桩。蹓指蓄力以后，阴陵泉蓄力，血海蓄力，最后身体的气血冲破冲门就开始加速流动了。

所以，练桩功，练到从脚底一直热到身体肚腹，就可以消五脏六腑的积。

血海就是海啸、海潮，你如果擅长利用海潮，是可以发电的。既然是能量，能量就可以用来治病。

冲门就是气的来回，血海就是水的上下，利用水位的落差可以发电。利用风可以去旋转这个风力发电的扇子，切割电磁线就可以产生电流，然后这些电就会提供生命之源。

冲门跟血海两个穴位，是为身体提供生命之源的穴位。

为什么？它发好的电，立马就储存到原穴去，原穴就在手腕、脚腕。

你看一个人练功得力的话，是很心灵手巧的，一点都不笨拙。因为他储存了很多能量，原动力很足，就可以做各种动作，连合掌的动作都比别人标准。

"痃癖兮，冲门血海强"，你要在冲门、血海那里用功。

"寒疟兮，商阳太溪验"，要在太溪那里牵引，上一点都不行。

需要足三里那里用功的，足二里不行，足一里不行，足四里也不行，就要足三里。差之毫厘，谬之千里。

欲知灵山路，须问过来人。

先究其病源，所以老师要你们先背《病因赋》。将《病因赋》背得滚瓜烂熟了，知道病之所起，就知道它的因了。

后攻其穴道，所以老师让你们背《百症赋》，背《百症赋》就可以找到穴位，攻其穴位，就可穴到病除。

配穴集锦

1. 太溪可以固肾水，商阳可以泻热火，肾水巩固，热火消泻，寒热病就会减轻。

2. 冲门、血海，是克癌奇穴。

后记

有一个晚上，我被一阵阵狗吠声叫醒，起来一看，什么人都没有，就继续回去睡觉。

但狗叫一直没停，我也睡不着，就在那里思考，狗为什么会叫个不停。

是肠胃有火吗？不是！这段时间它吃得很清淡。

是附近有什么山猪吗？不是！如果有大东西，狗叫声应该急促高亢并带有惊恐声才是！

应该是被什么声干扰了，我竖起耳朵仔细听，有断断续续小小的声音传过来。

仔细辨听后，发觉原来这声音是来自菜地里太阳能播经机的音乐《云水禅心》！

晚上忘关了，于是开门出去把音乐关了！

随之狗叫声便停了，一夜好梦！

这就好比人的症状一样，不把原因揪出来，它就一直在，你去打狗，没准会越打它叫声越大。

一位九十多岁老奶奶，胃疼，吃了胃药止痛药不管用。

我问她："具体是什么样的痛？"

她说："一阵一阵地疼，还牵扯到胁肋痛。"

这肯定是胆经不通引起的胃痛！

于是便敲通她的胆经，胃痛就好了。

过几天老奶奶说："疼痛下移，跑到了小腹这一侧。"

再敲一遍胆经，并叫她吃逍遥丸，后来就全好了。

又有一个男子，腰痛一个多月，晚上要蜷着睡，但一翻身就痛醒，所以只能吃止痛药，听着音乐才能睡。

西医说是腰椎增生，要动手术；中医说是肾虚，但吃药也不管用，找针灸正骨推拿也不行。

第一天我给他按腰痛的症状去治，立马轻松，但晚上又痛。

然后我便想这腰痛可能是影子，对着影子折腾一个多月，不把树根给拔了，这痛好不了！

再仔细问了一遍，他说他右腿麻疼一直延伸到胯部。

我便在他胯部点按一下，他啊的一声说疼！他说他以前出过车祸，这里摔断了！

病根找到了！我便在他胯部刮痧，出了不少黑豆样的黑痧，另一侧则没有。

他回去后，到了下半夜，疼痛就消失，可以睡个安稳觉了。

讲这些，是要告诉大家，百千病症都有其因，只要找到相应的经络穴位，就能够手到病除。

症状不是我们的敌人，而是帮助我们找到病因的敲钟人！

所以，我们在面对病痛症状时，一定要客观理性辨证，像侦探探案一样，拨开病痛的迷雾，找到真相，最后一举定乾坤！